그리운
물건

추천의 글

회색빛으로 흐려지는 부모님의 기억을 다채롭게 물들이기를!

나이가 들면서 인지 기능은 서서히 감소합니다. 사람마다 진행 속도나 일상생활에 미치는 영향의 정도는 분명 다르겠지만, 누구도 피할 수 없는 일이지요. 하지만 건강한 신체 활동과 생활습관에 힘쓰면서 두뇌 훈련을 반복하면, 인지 기능이 병적인 상태로 나빠지는 일은 충분히 막을 수 있습니다.

뇌 과학 연구에 따르면, 다양한 감각 활동을 통해 뇌의 신경세포를 반복적으로 자극해야 인지 장애를 예방할 수 있다고 합니다. 그림 그리기나 색칠하기, 독서, 글쓰기, 카드 게임, 낱말 맞추기 등은 잘 알려진 두뇌 훈련법입니다. 요즘 인기 많은 컬러링 역시 인지 기능을 유지·향상시키는 데 유익한 활동으로 손꼽습니다. 어떤 내용의 그림인지, 무슨 색을 칠할지 끊임없이 생각하면서 손의 미세 근육을 사용한다는 점에서 그렇습니다.

두뇌 훈련은 또한 감정적으로 평온하고 삶에 대한 긍정적인 에너지가 높을 때 효과가 극대화됩니다. 뇌가 즐거워야 생각의 회로가 한층 활성화되기 때문입니다. 효리원의 〈부모님을 위한 쉬운 컬러링북〉은 부모님들이 옛 추억을 떠올리며 즐겁게 색칠할 수 있도록 구성한 책입니다. 추억을 떠올려 말하고 그 기억을 아름답게 색칠하면서, 삶에 대한 온화한 마음을 되찾고 기억력과 함께 인생의 기쁨을 회복하도록 돕는 것입니다.

인지 능력이 떨어지면서 옛 기억이 새록새록 떠오른다는 분들을 종종 봅니다. 그리운 풍경을 담아 낸 그림을 색칠하다 보면, 회색빛으로 흐려지는 부모님의 기억이 다채롭게 물들여지리라 믿습니다.

대한임상노인의학회 교육이사
연세대학교 의과대학 세브란스병원 부교수 강희택

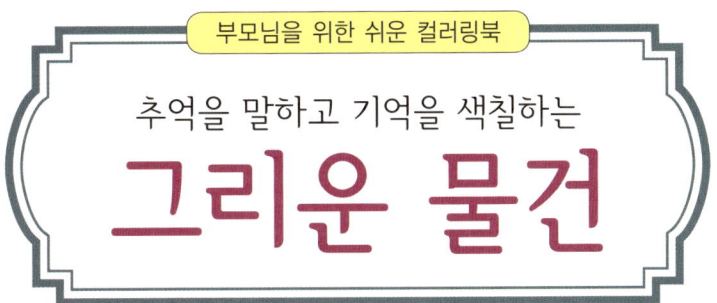

부모님을 위한 쉬운 컬러링북
추억을 말하고 기억을 색칠하는
그리운 물건

시니어인지능력개발원 구성 / 김세진 그림

강희택 교수 추천

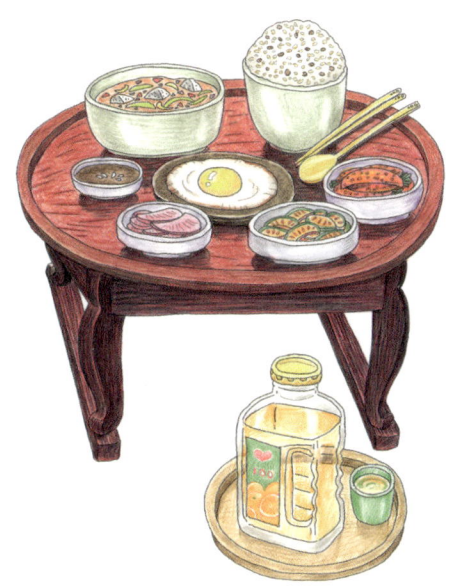

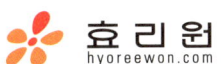

들어가는 글

주제가 있는 추억 여행
그리운 물건

"이것 좀 봐! 이걸 보니 옛날 일이 생각나는군. 그때는 이랬지…."
예전 물건을 보면 지나간 추억이 떠오릅니다. 추억들은 기억의 어느 한 편에 꼭꼭 숨어 있다가 마치 옥수수가 튀겨지듯 팡팡 터져 나와요. 평상시에는 전혀 생각지도 않았던 기억이 꼬리에 꼬리를 물고 떠오르지요.

어떤 물건에 마음이 가면, 처음 보았을 때의 흥분과 놀람, 즐거움, 혹은 슬픔까지도 기억이 납니다. 그 물건에 얽힌 사람, 장소, 분위기까지 아주 다양한 요인들이 함께 떠올라요.

무언가를 기억해 내는 일은 잠자는 뇌세포를 활성화하는 데 아주 효과적입니다. 생각을 거듭하는 사이 두뇌 활동이 활발해지거든요. 더불어 기억을 끄집어내어 사람들과 이야기 나누면, 인지 기능은 물론이고 삶에 대한 정서까지 좋아집니다.

〈부모님을 위한 쉬운 컬러링북_그리운 물건〉은 옛 물건에 얽힌 추억을 떠올려 기억력과 함께 정서력을 회복하는 컬러링북입니다.

이제는 사라졌지만 삶의 희로애락을 함께했던
그리운 물건들을 색칠하면서 추억 여행을 떠나 보세요.
그리고 가족과 친구들에게 '나의 추억 이야기'를
들려주세요. 추억을 회상하고 말하는 것만으로도
무료했던 일상에 활기가 더해질 거예요.
즐거운 마음을 회복하면, 생각하는 힘이 길러져
기억력도 강화됩니다!

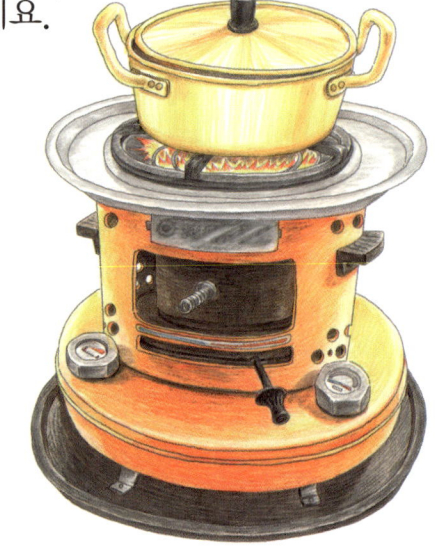

이 책의 색칠 방법

무엇으로 색칠할까요?

보통 색칠할 때는 색연필, 물감, 파스텔 같은 재료를 사용해요. 이 책은 색연필로 그린 그림이지만, 꼭 색연필이 아니더라도 괜찮아요. 재료의 특성에 따라 자신이 원하는 재료를 선택하여 색칠하면 됩니다.

- 색연필은 연필처럼 잡고 그릴 수 있어 쉽고 간편하게 색칠할 수 있어요.
- 물감은 물을 섞어서 붓으로 색칠해요. 물로 밝기를 조절하기 때문에 밝은 느낌을 줍니다.
- 파스텔은 색 가루를 굳혀서 만든 크레용이에요. 손으로 문질러서 사용하면 은은하고 부드러운 느낌을 줘요.

어떻게 색칠할까요?

- 책의 왼쪽에는 그리운 물건이 그려져 있습니다. 글을 읽고 그림을 보면서 오래 전 물건에 얽힌 추억을 떠올려 보세요.
- 책의 오른쪽 밑그림에 색칠합니다. 색깔은 제시된 그림과 똑같지 않아도 돼요. 자신이 좋아하는 색으로 추억을 그려 나가세요.
- 넓은 부분을 먼저 칠하고 나서 좁은 부분과 작은 그림들을 칠합니다.
- 밝은 부분은 연하게, 어두운 부분은 진하게 칠해서 입체감을 살리면 더 재미있게 색칠할 수 있어요.

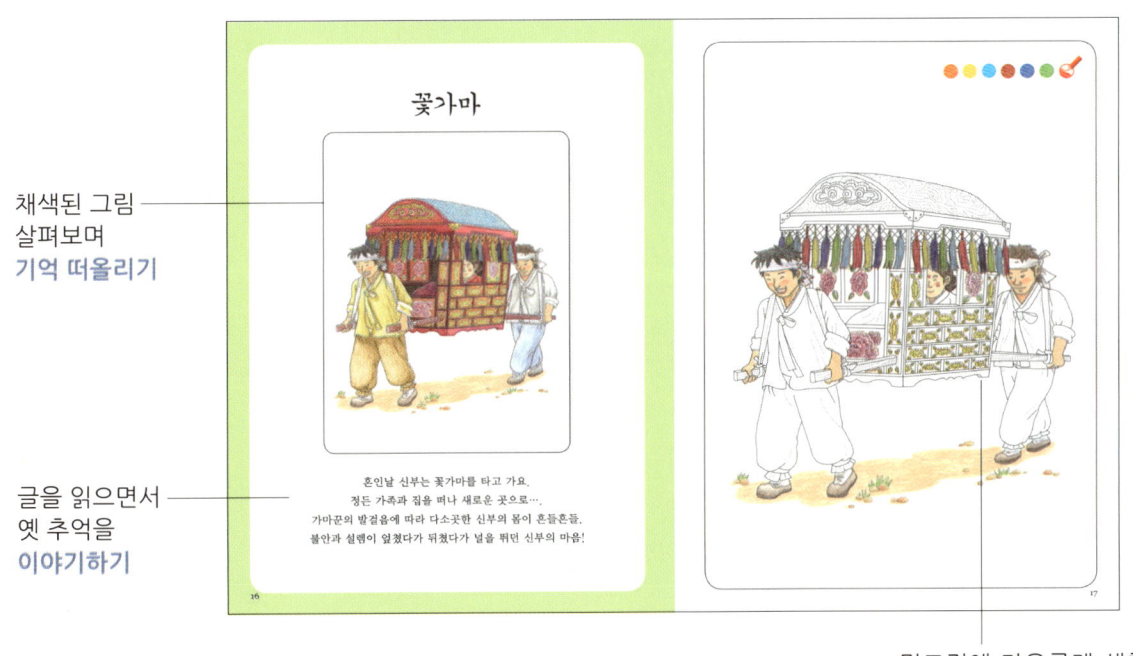

채색된 그림 살펴보며
기억 떠올리기

글을 읽으면서 옛 추억을
이야기하기

밑그림에 자유롭게 색칠하며
추억에 잠기기

차례

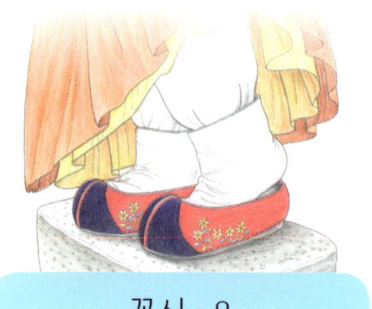
꽃신 · 8

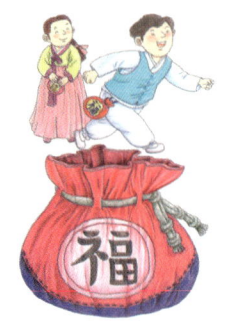
복주머니 · 10

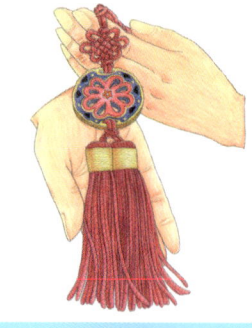
노리개 · 12

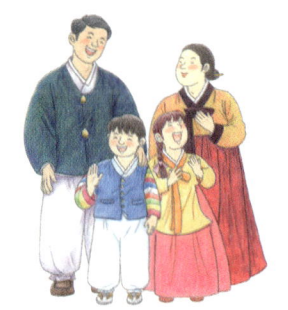
한복 · 14

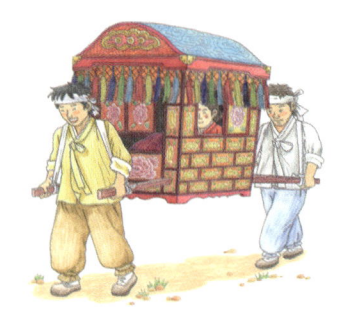
꽃가마 · 16

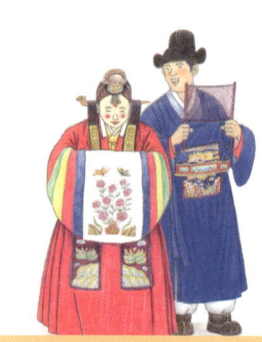
혼례복 · 18

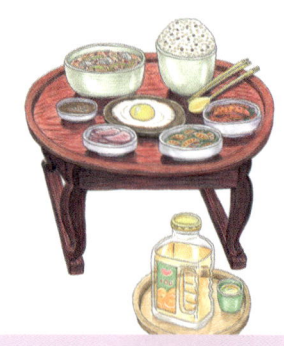
개다리소반 · 20

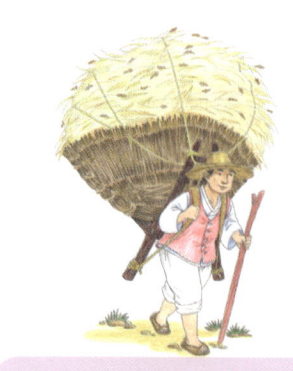
지게 · 22

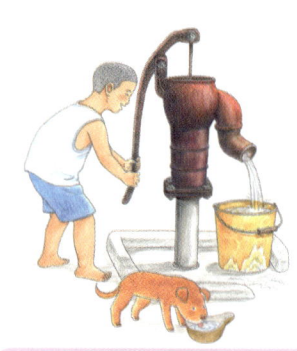
우물 펌프 · 24

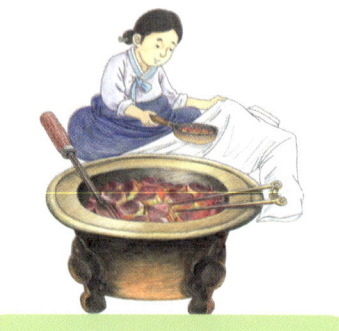
화로 · 26

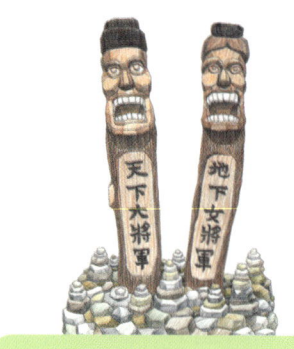
천하대장군 지하여장군 · 28

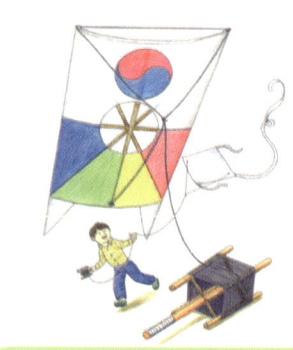
연 · 30

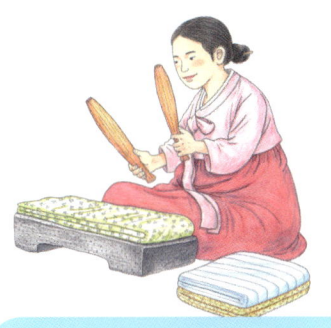
다듬이 방망이 • 32

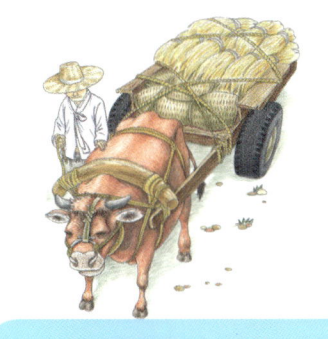
소달구지 • 34

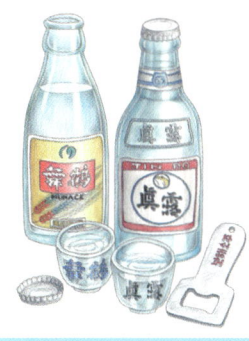
소주 • 36

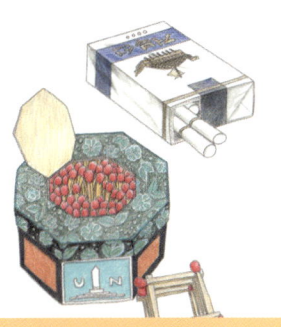
팔각 성냥갑 • 38

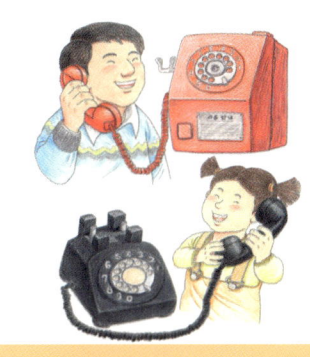
다이얼 전화기 • 40

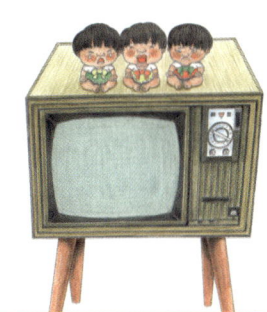
텔레비전 • 42

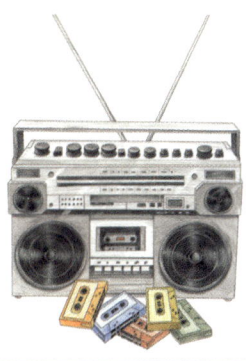
라디오 • 44

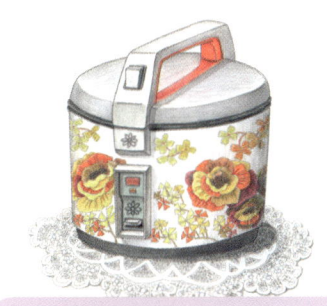
보온밥통 • 46

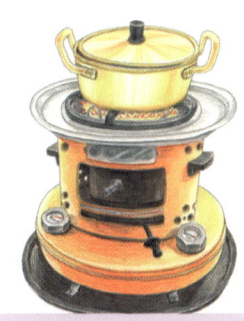
석유곤로 • 48

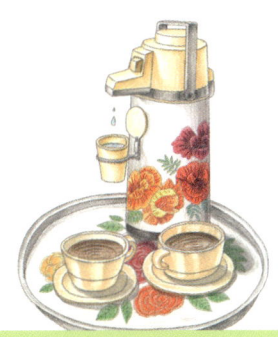
마법의 보온병 • 50

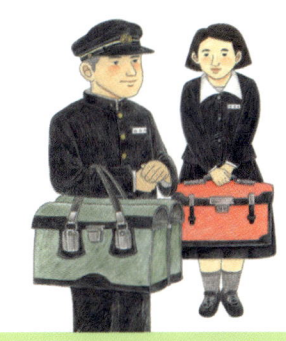
책가방 • 52

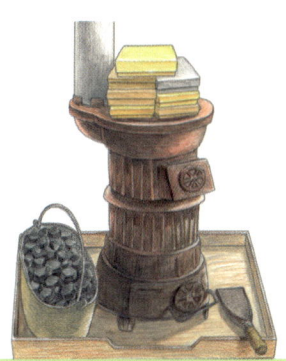
난로 위 도시락 • 54

꽃신

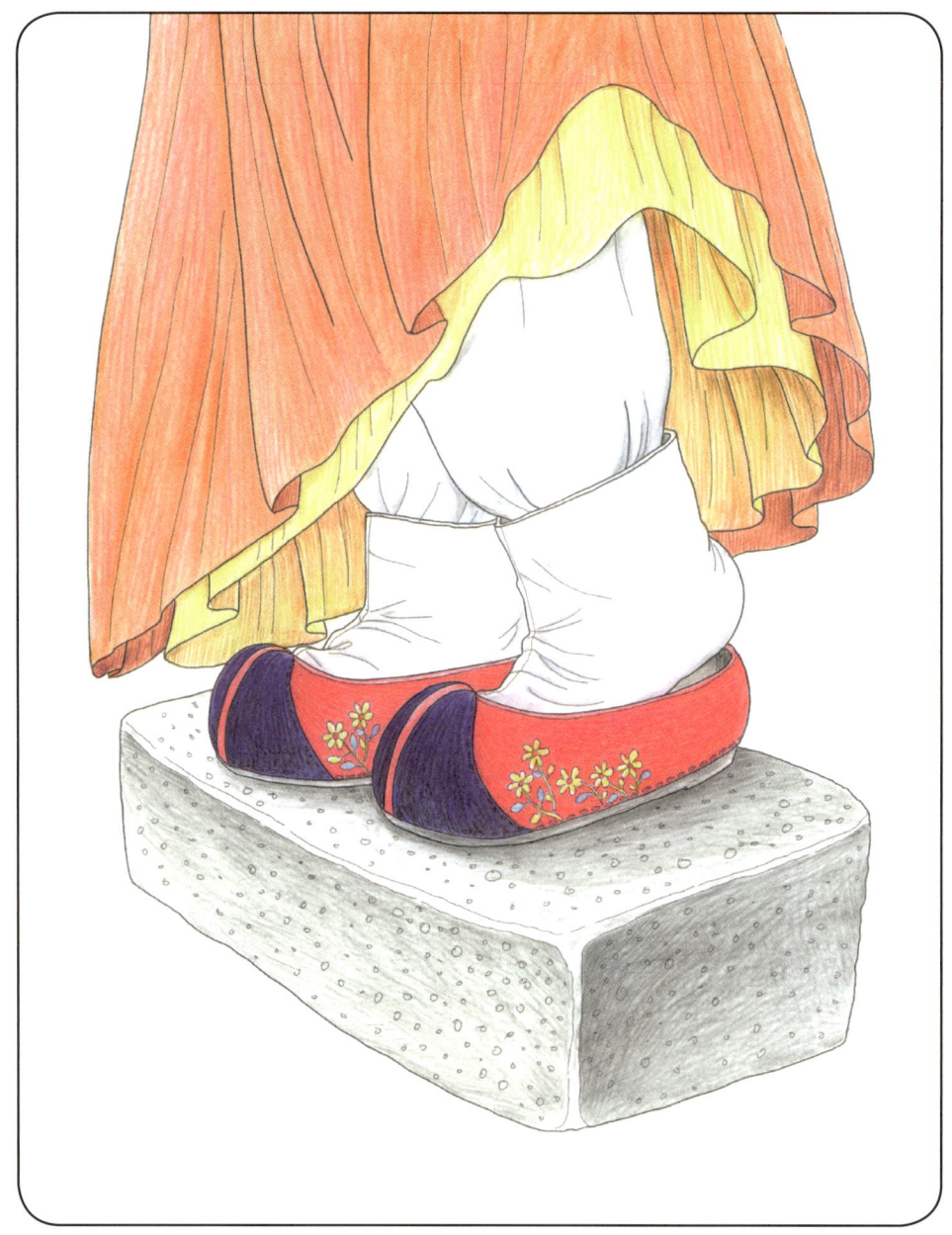

댓돌 위에 놓인 꽃신 한 켤레.
닳을세라 더러워질세라 바라보기만 하는 아기씨.
외씨버선 신은 발로 꽃신을 신었다 벗었다….
오늘도 댓돌 위를 떠나지 못한 꽃신.

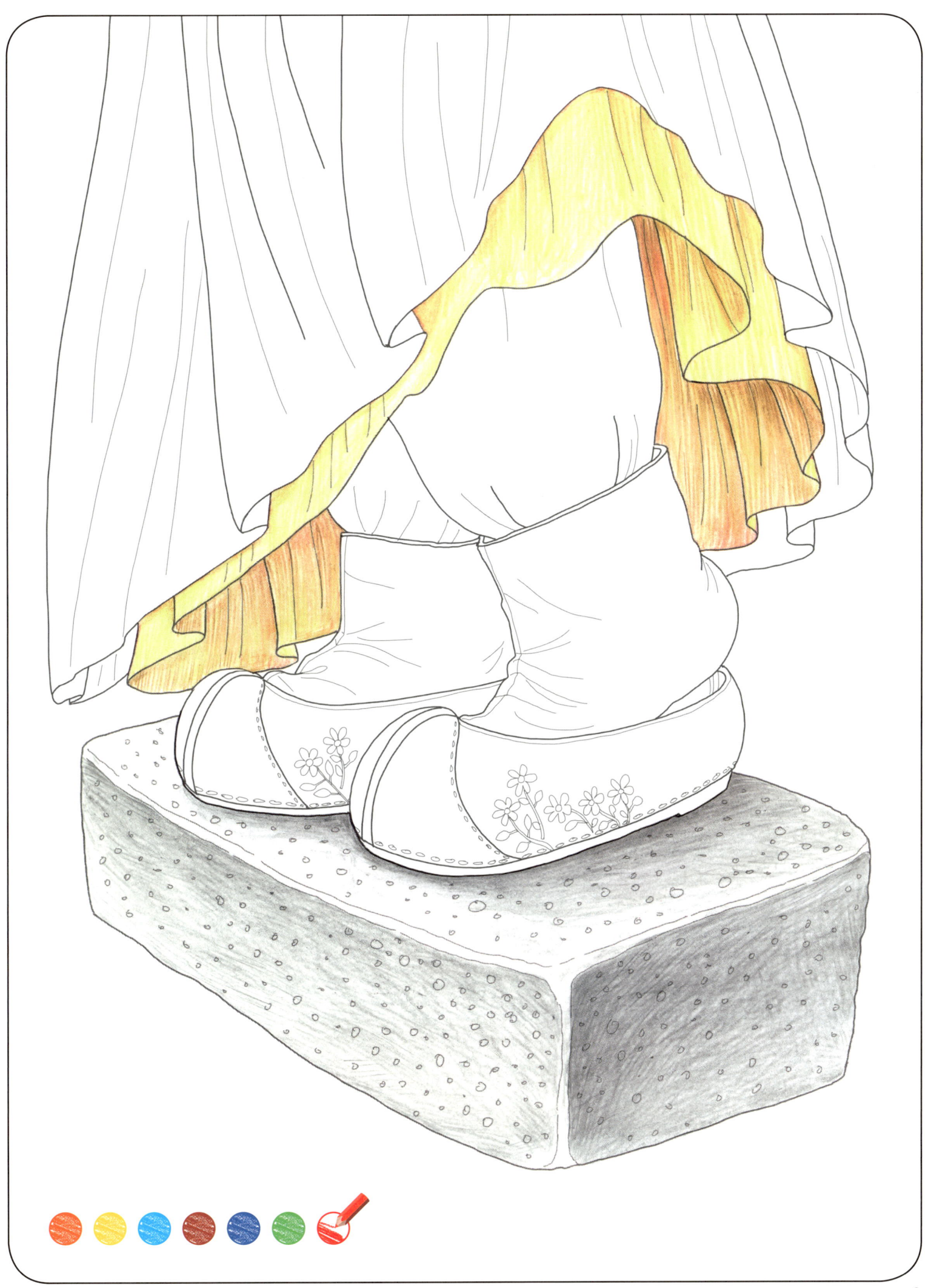

복주머니

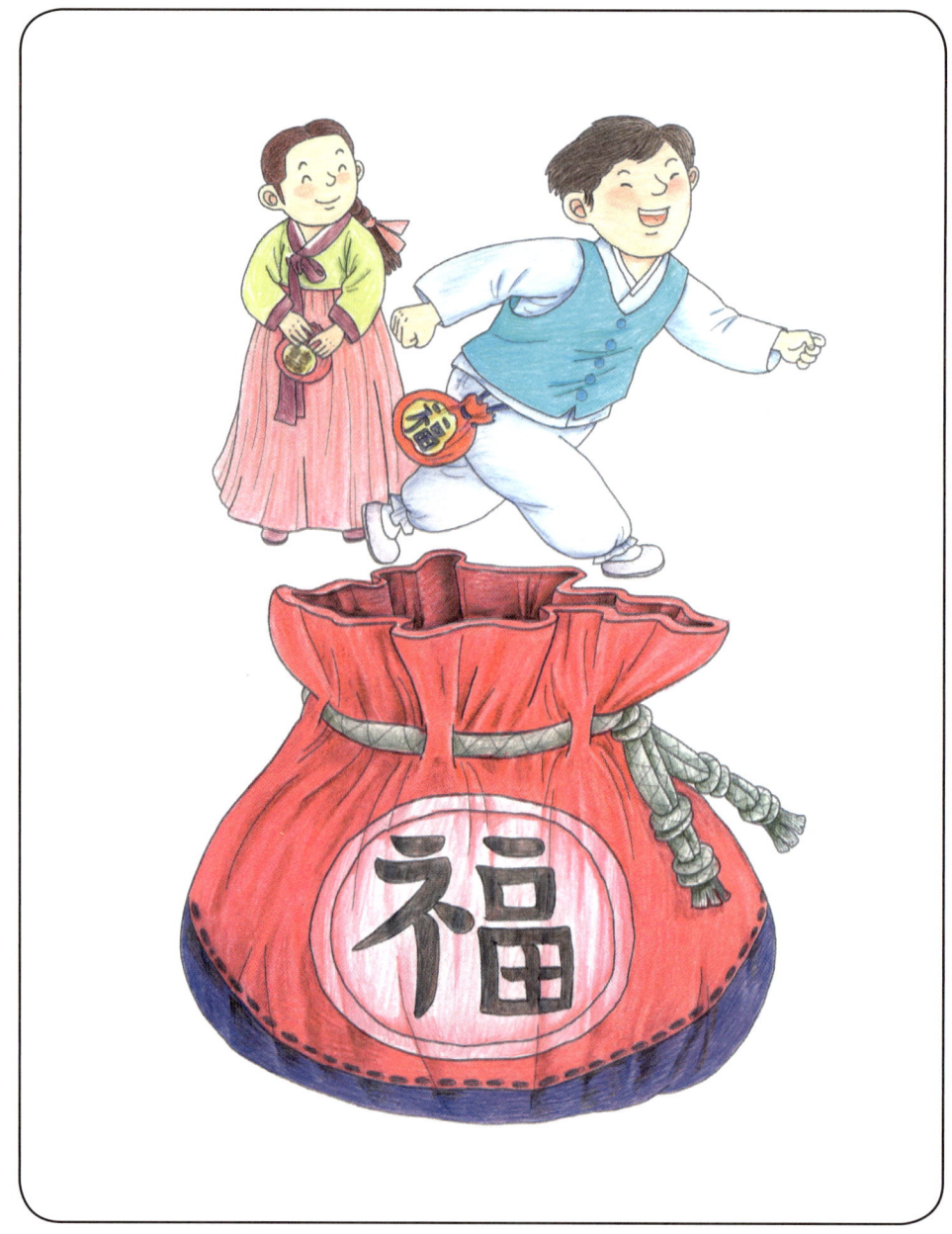

둥그스름한 주머니에 곱게 복을 수놓던 할머니.
설날에 세배하면 답례로 복주머니를 나눠 주셨지요.
"복주머니 가득 복을 모으렴."
볶은 콩을 달그락거리며 온 마을로 복 모으러 다녔던 새해 아침!

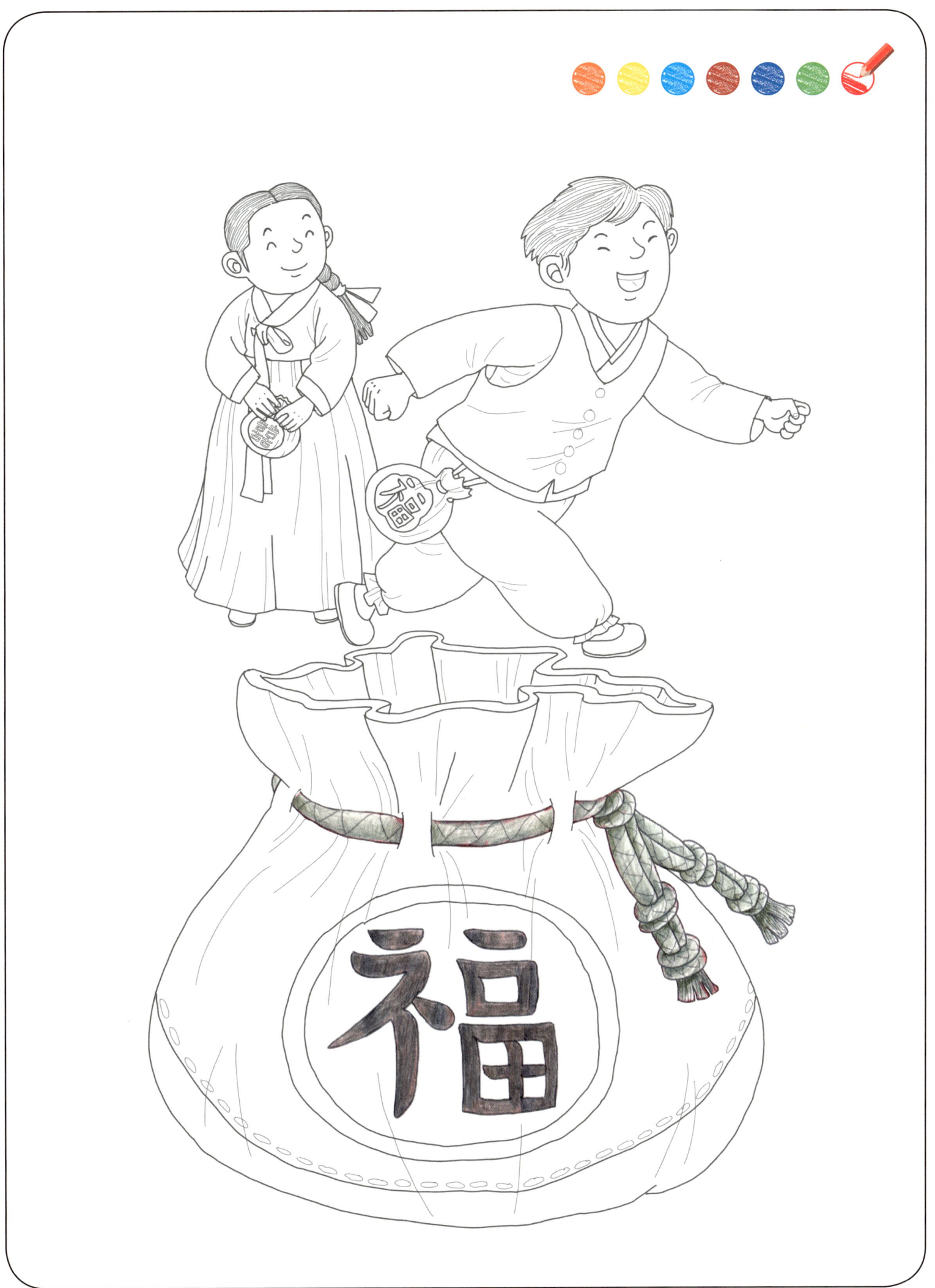

노리개

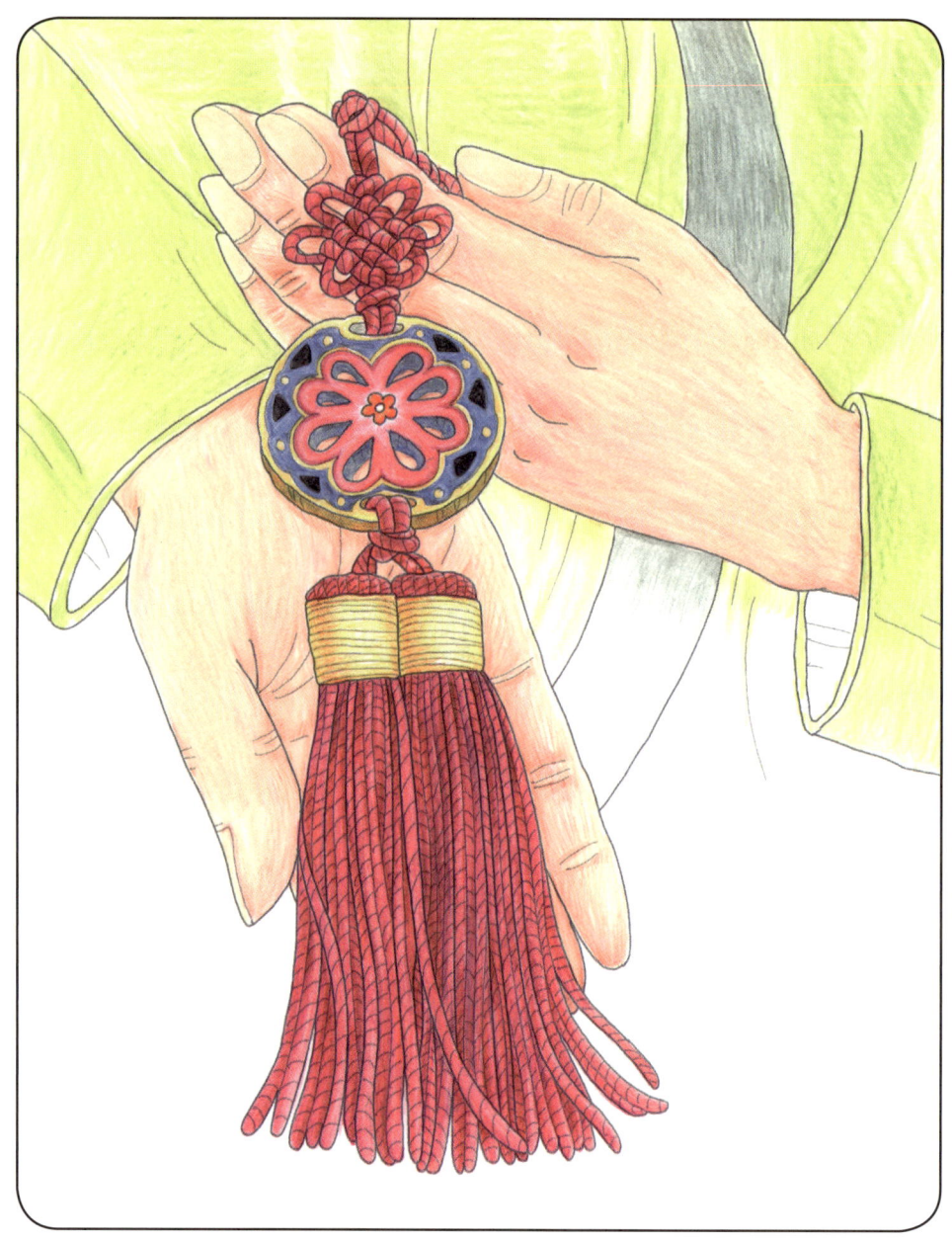

저고리나 치마 허리춤에 매달던 노리개.
기쁘고 즐거울 때, 따분하고 심심할 때, 외롭고 쓸쓸할 때마다
화려한 노리개를 만지작거리던 새하얀 손!
여인의 마음은 노리개 위에서 피었다가 지고는 했지요.

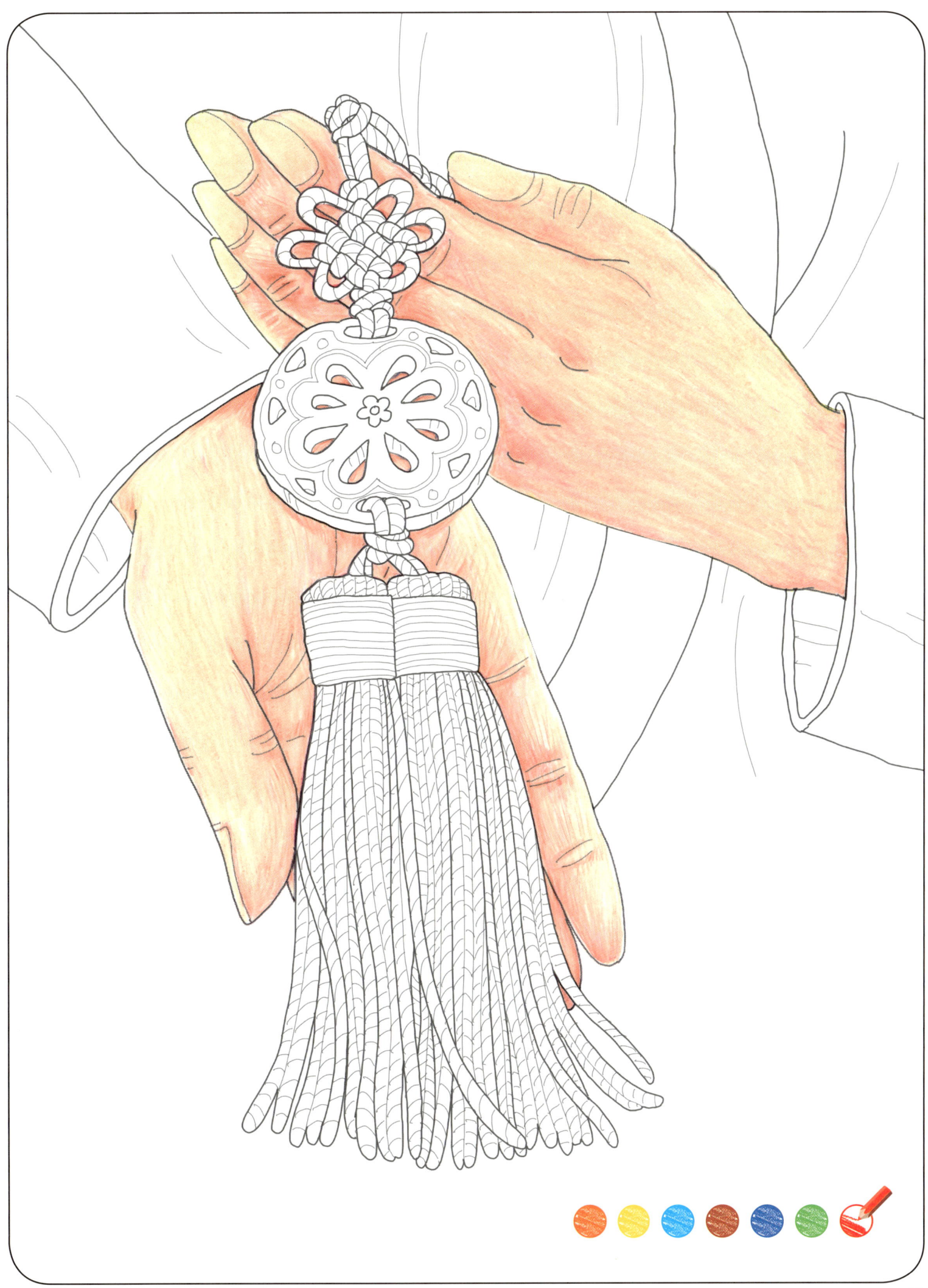

한복

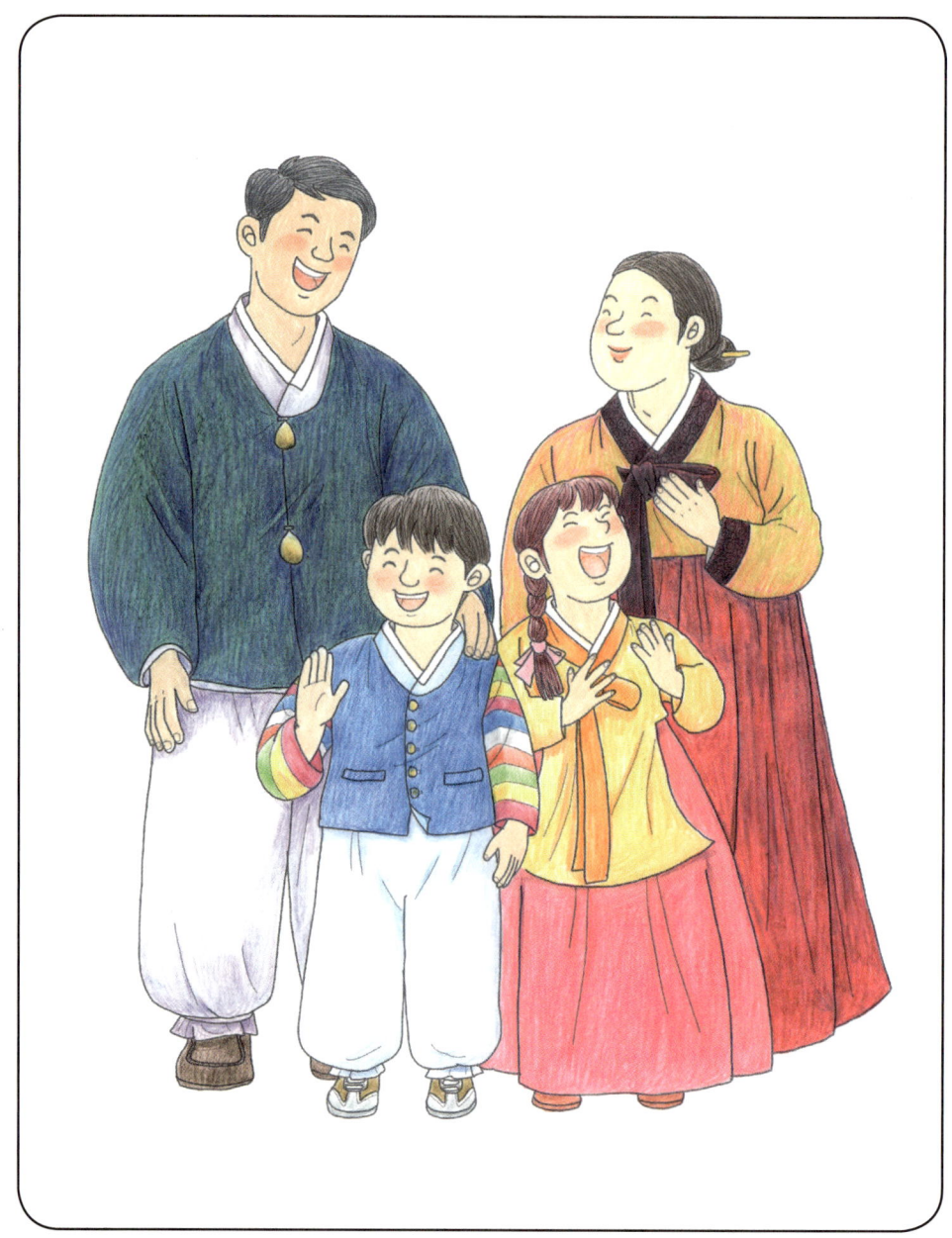

명절에 입던 우리 전통 옷, 한복.
온 가족이 한복을 입고 거리로 나서면 어깨가 으쓱했어요.
특별한 날 쌓는 행복한 추억에 웃음꽃이 만발했지요.
오래도록 자꾸 생각나는 짧았던 명절 나들이!

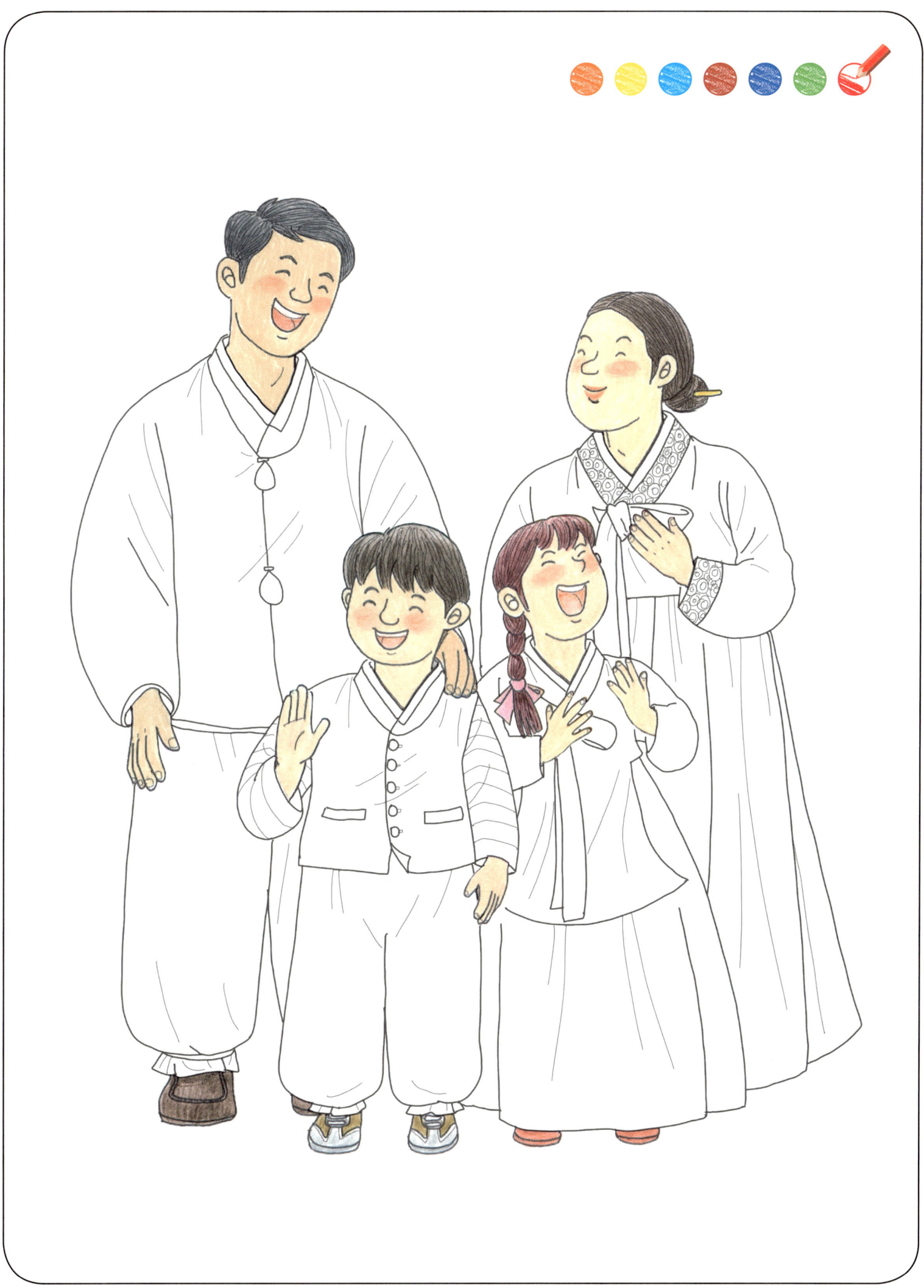

꽃가마

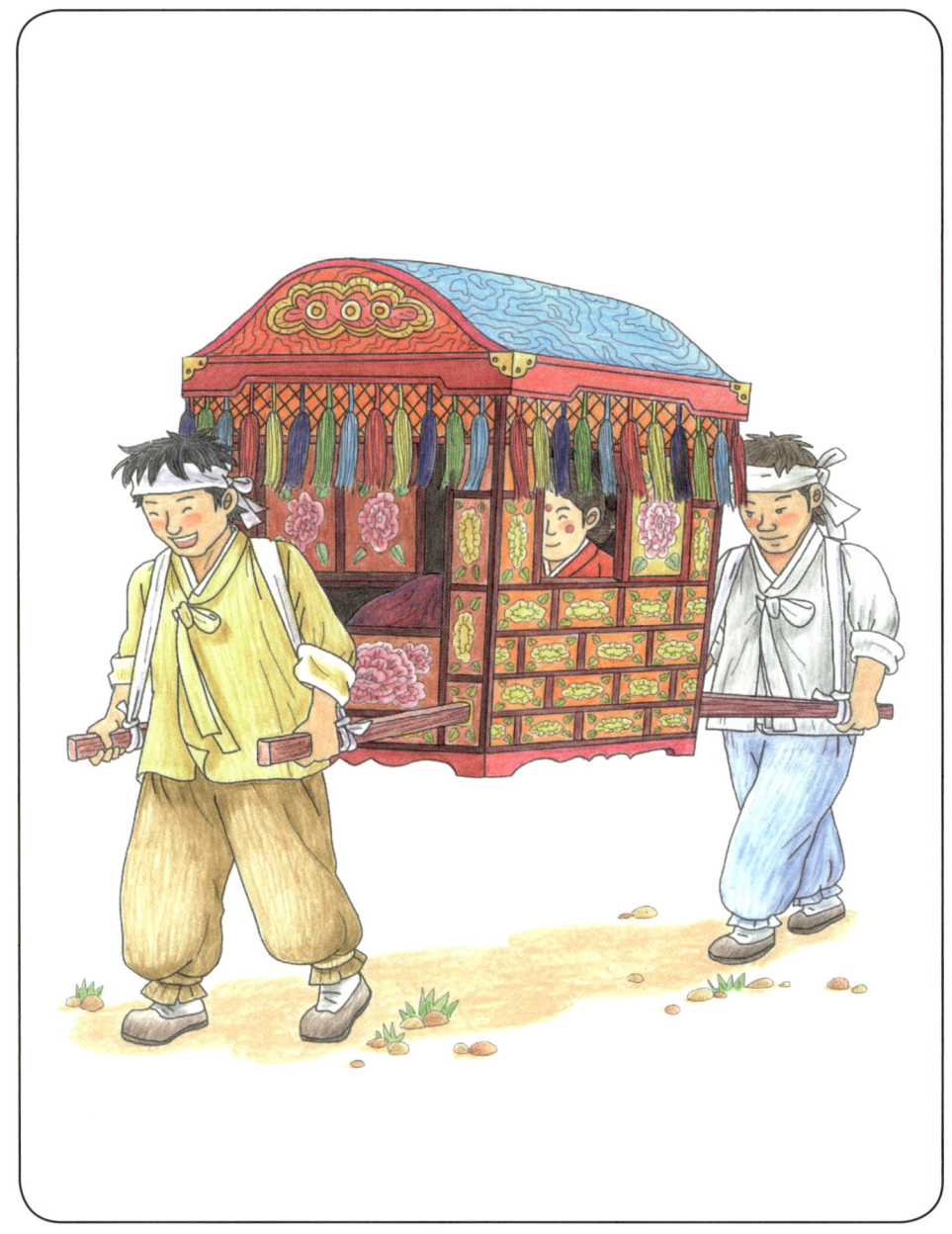

혼인날 신부는 꽃가마를 타고 가요.
정든 가족과 집을 떠나 새로운 곳으로….
가마꾼의 발걸음에 따라 다소곳한 신부의 몸이 흔들흔들.
불안과 설렘이 엎쳤다가 뒤쳤다가 널을 뛰던 신부의 마음!

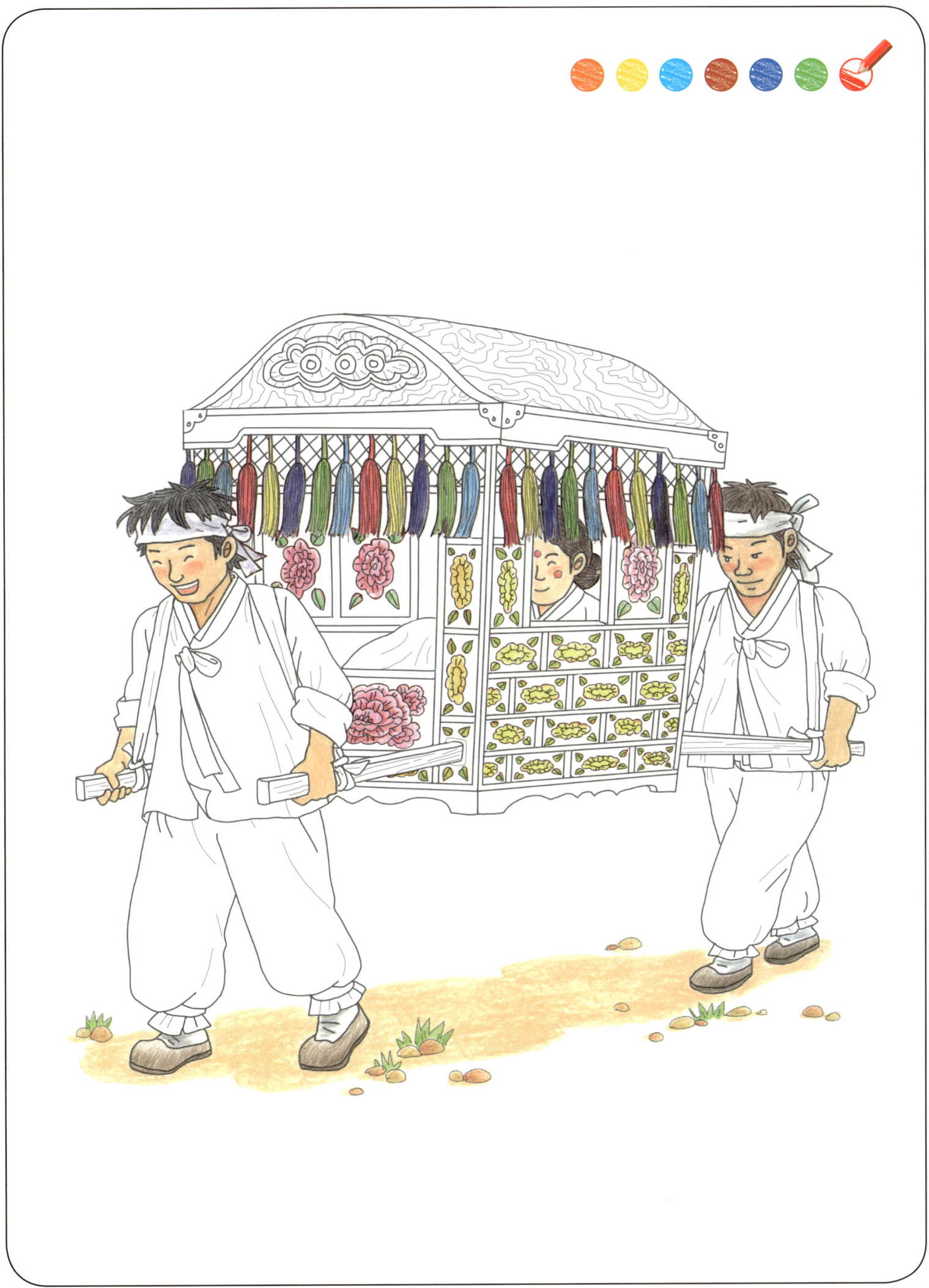

혼례복

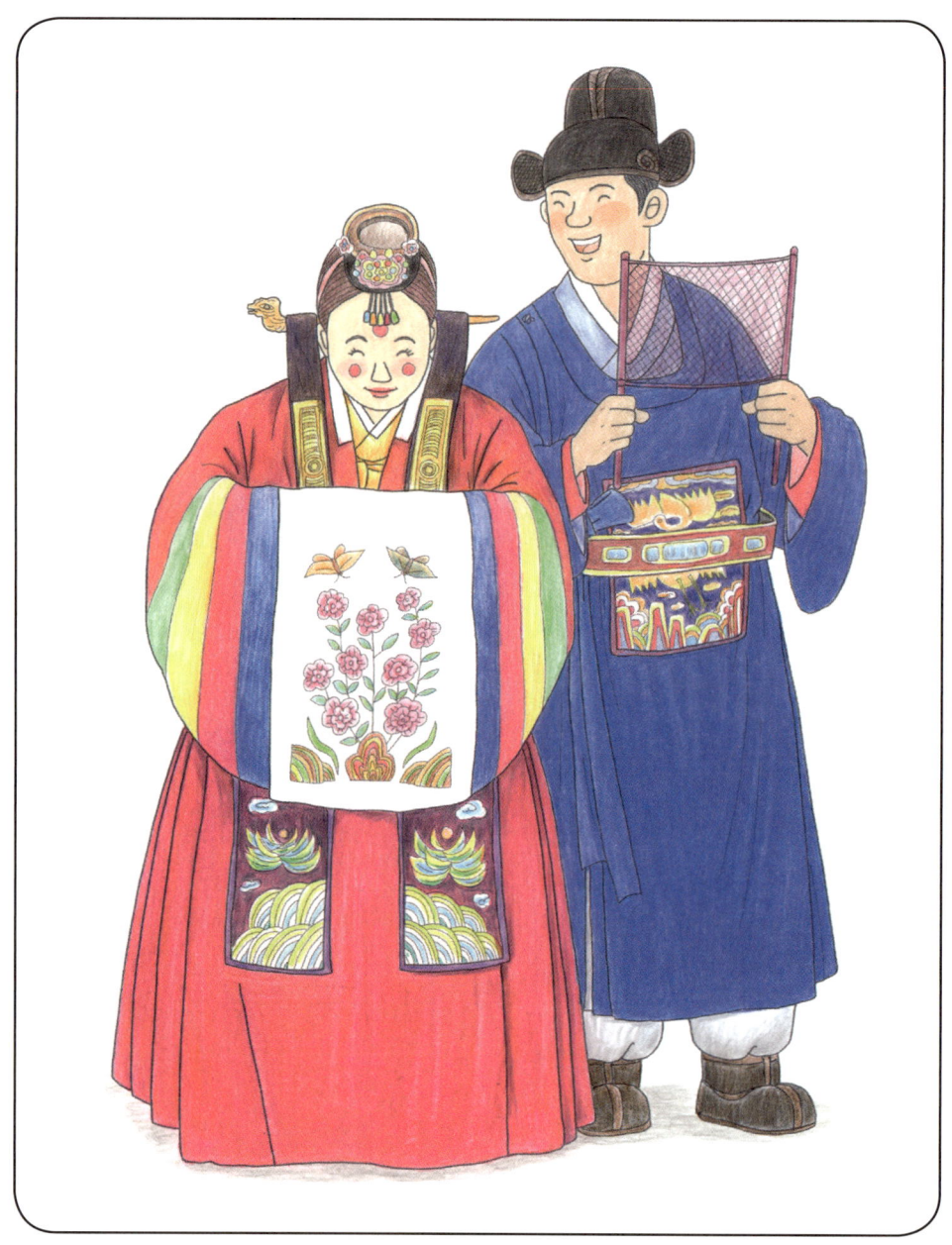

전통 혼례복을 입고 선남선녀가 마주 섰어요.
연지곤지 찍고 구슬 장식 단 족두리를 쓴 새신부는,
사모관대를 차려 입은 훤칠한 새신랑을 흘깃거리며
수줍게 얼굴을 붉혔지요.

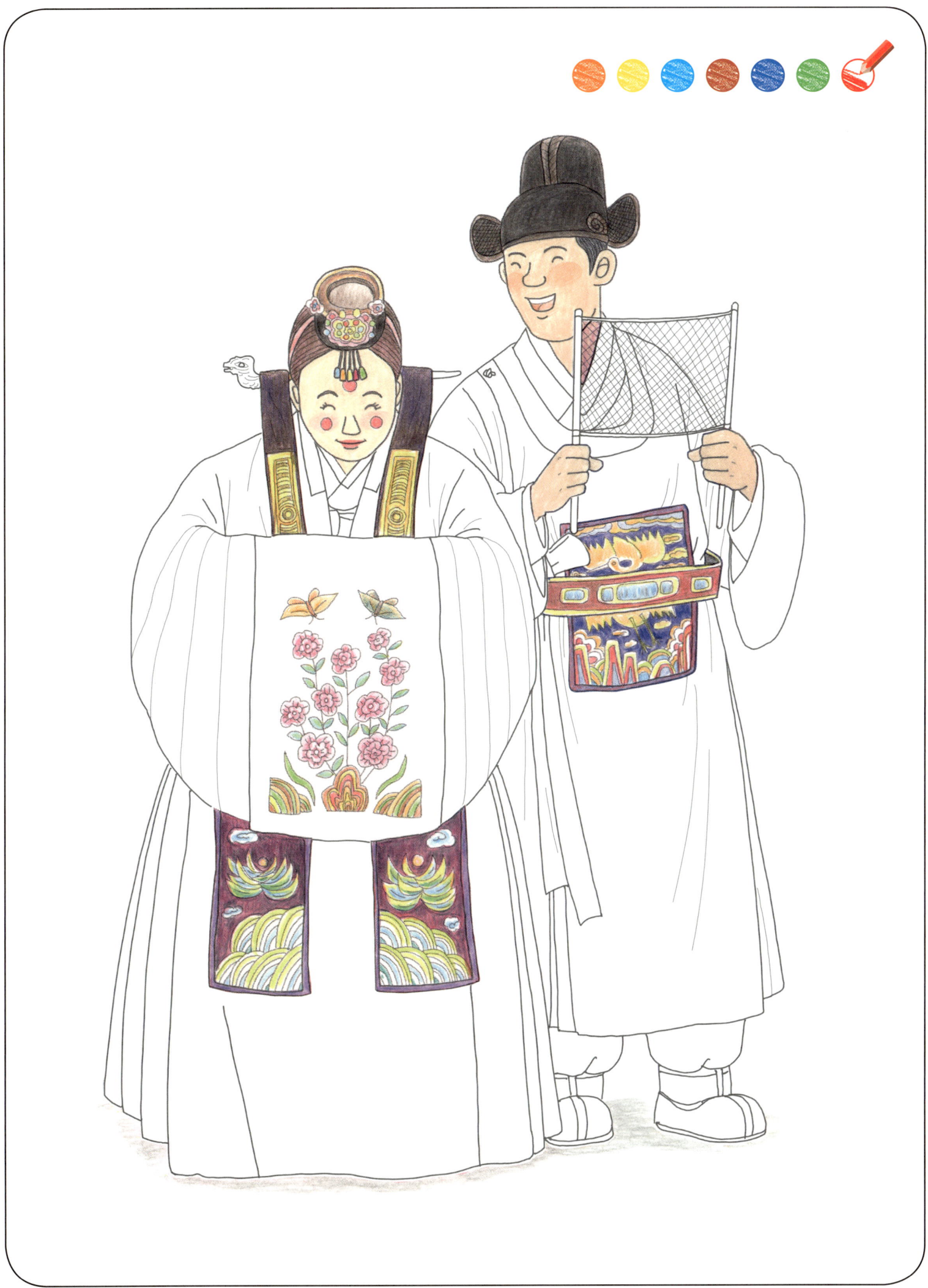

개다리소반

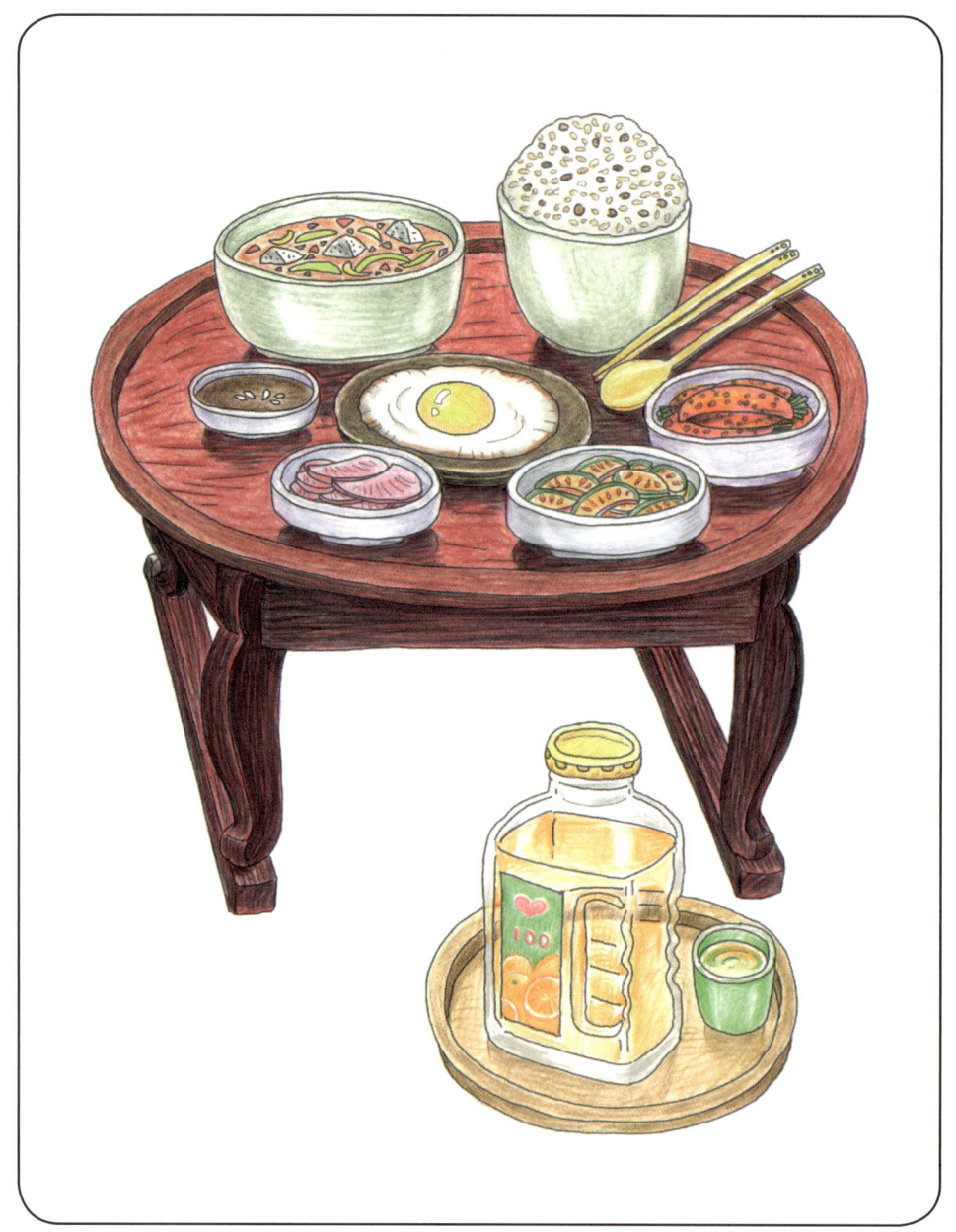

아버지 밥상에는 늘 고봉밥과 계란 프라이가 올라갔어요.
개의 다리처럼 다리 모양이 휜 자그맣고 둥그런 밥상이
어린 눈에는 어찌 그리 크고 광활해 보였을까요?
아버지는 계란은 손도 대지 않고 고봉밥만 단숨에 비우셨지요.

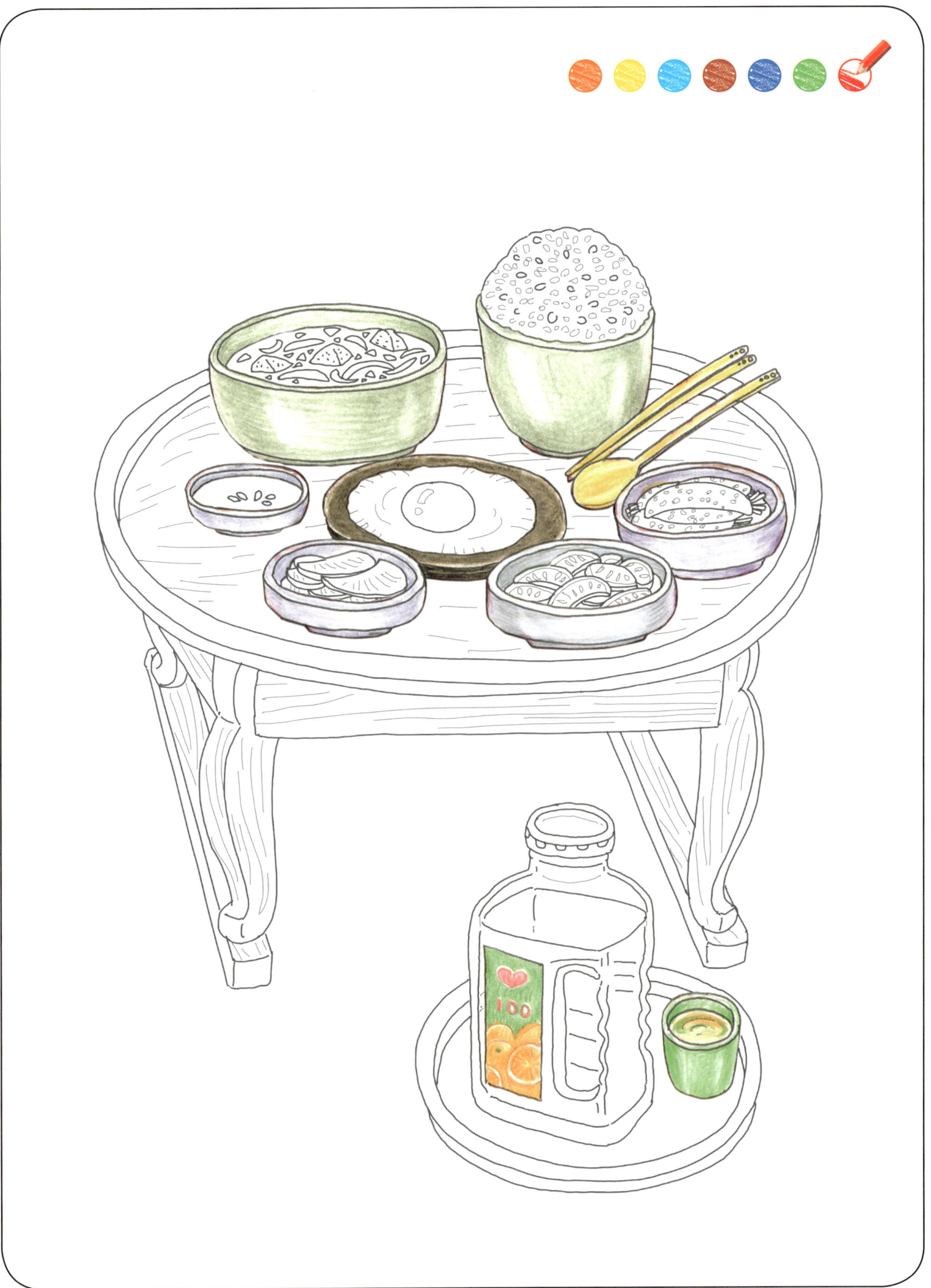

21

지게

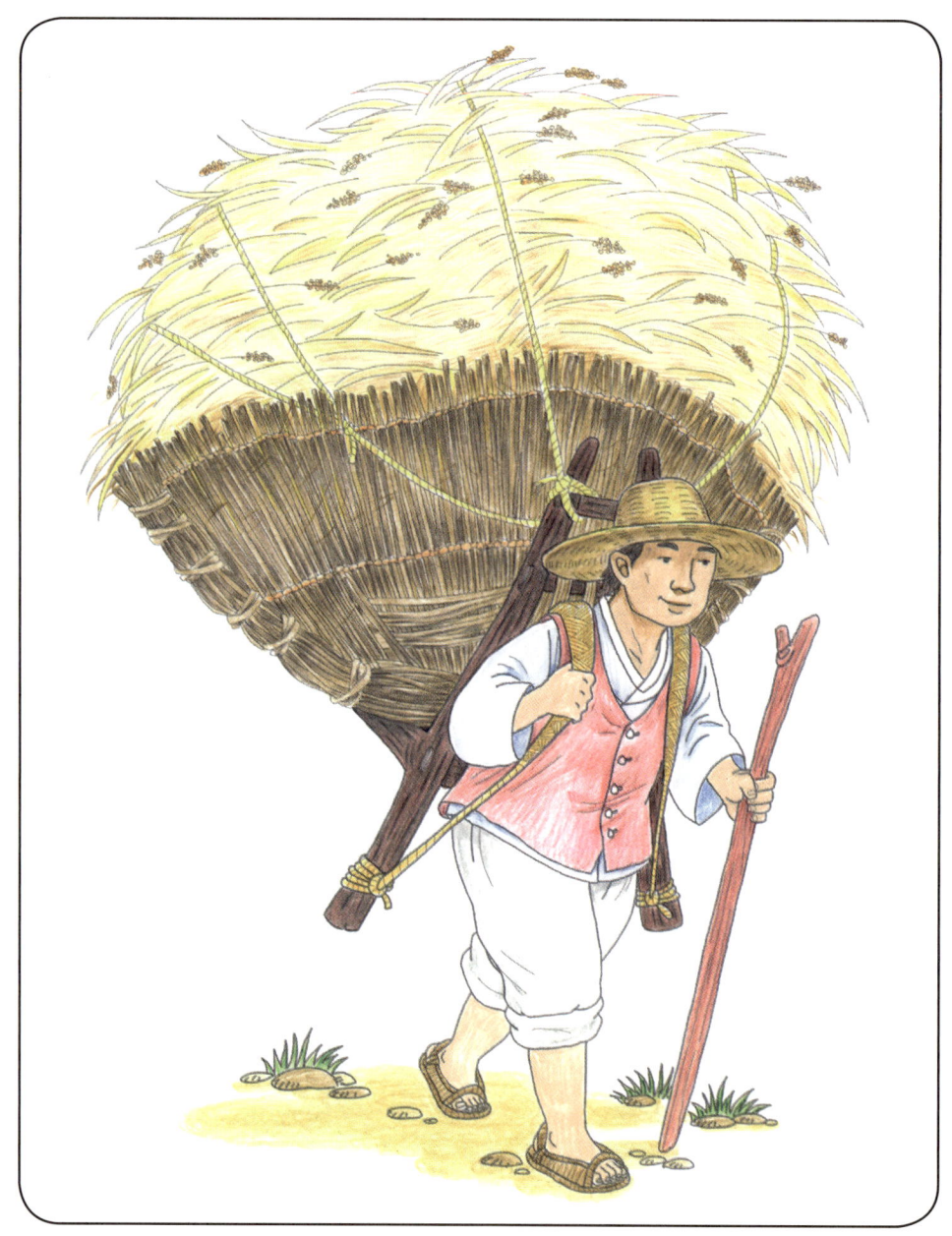

아버지 등에서 늘상 떠나지 않던 지게!
산에서 해 온 장작, 추수한 볏단, 우리 3남매 책가방….
내 몸집보다 훨씬 더 큰 짐도
아버지는 지게에 얹어 거뜬히 옮겼지요.

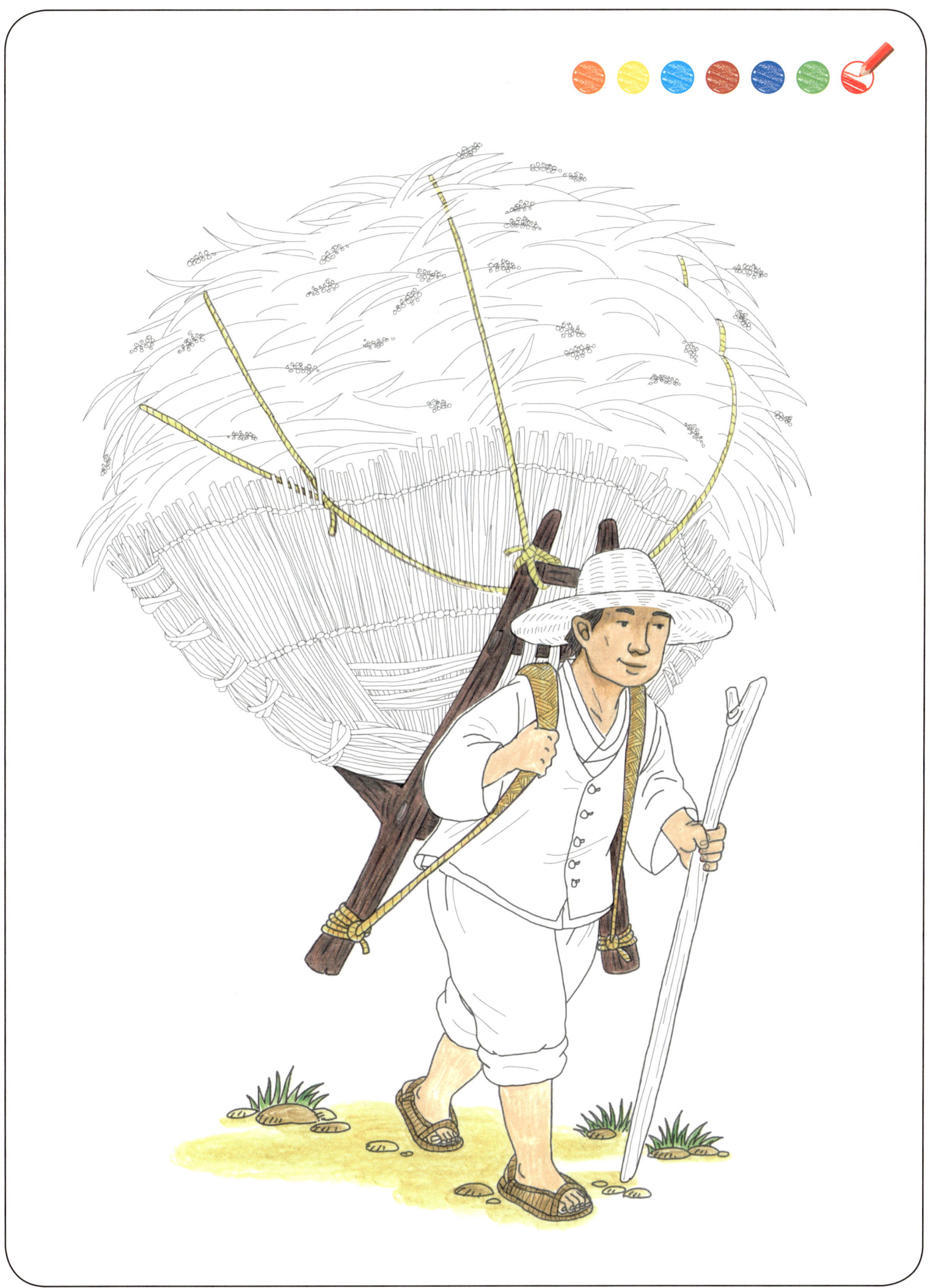

우물 펌프

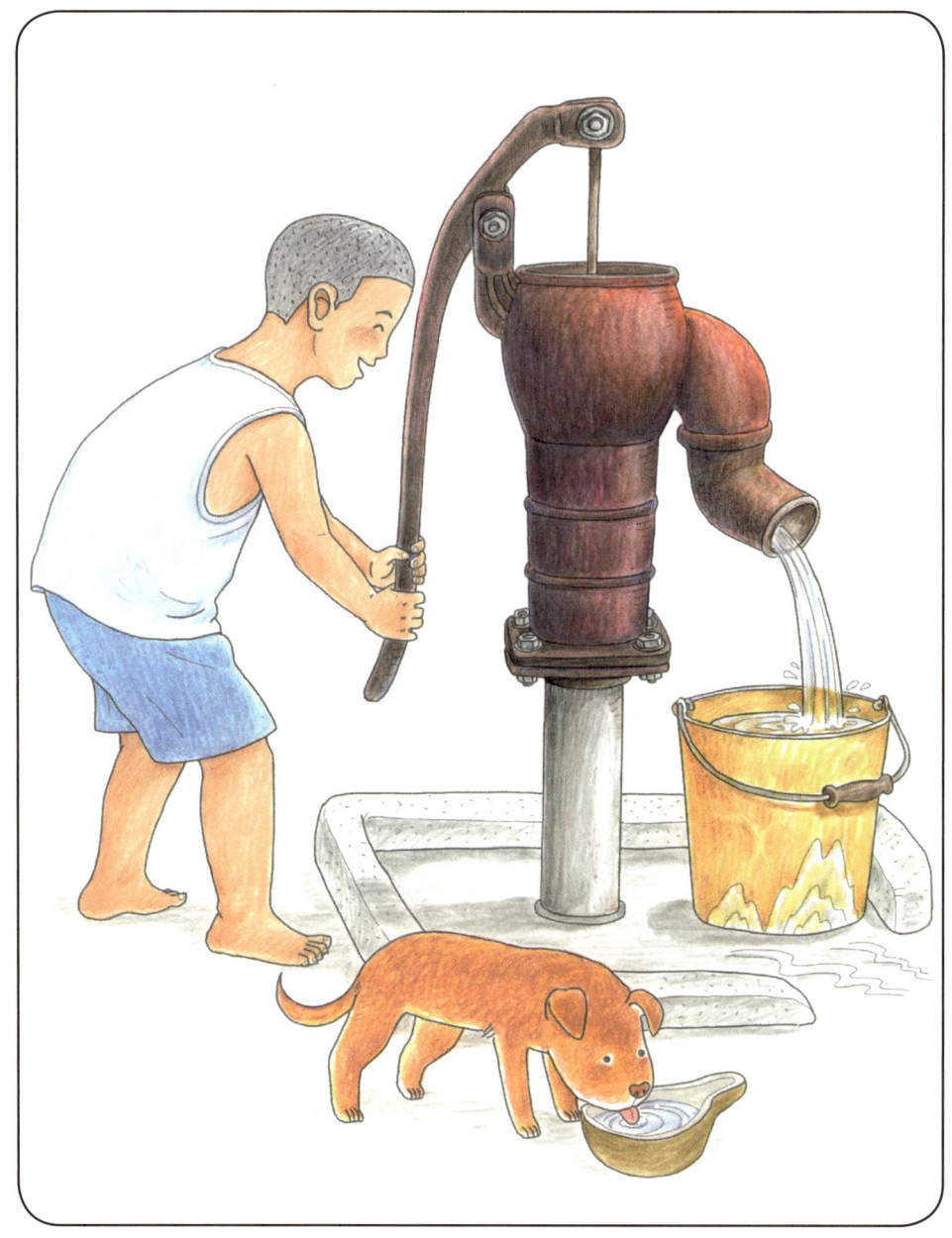

친구들과 뛰놀다가 목마르면 냅다 달려가던 우물가.
펌프로 퍼 올린 지하수는 한여름에도 속이 얼얼하게 찼어요.
펌프가 말랐을 땐 마중물을 한 바가지 붓고 힘차게 펌프질하면,
쾰쾰쾰쾰! 어느새 세찬 물줄기가 쏟아졌지요.

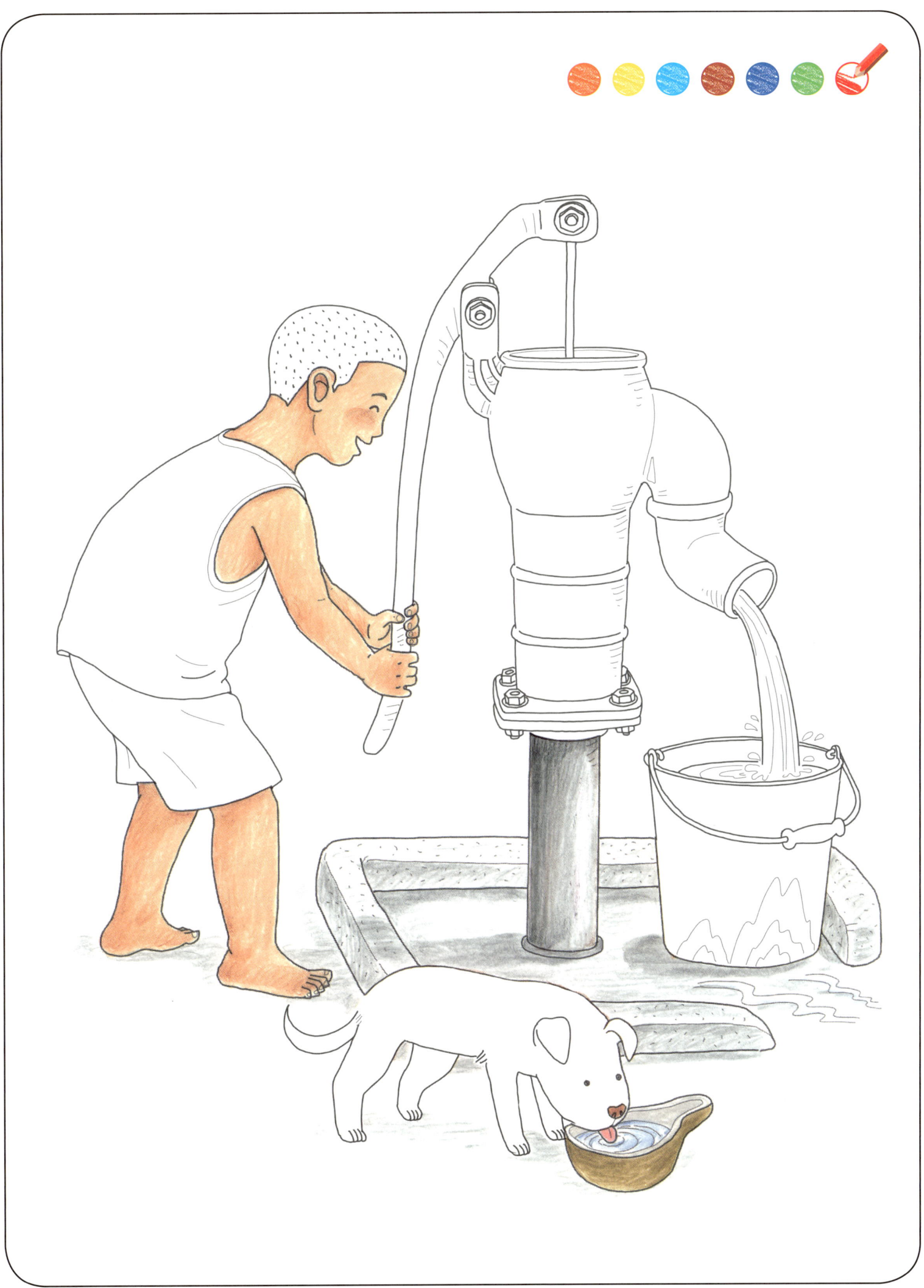

화 로

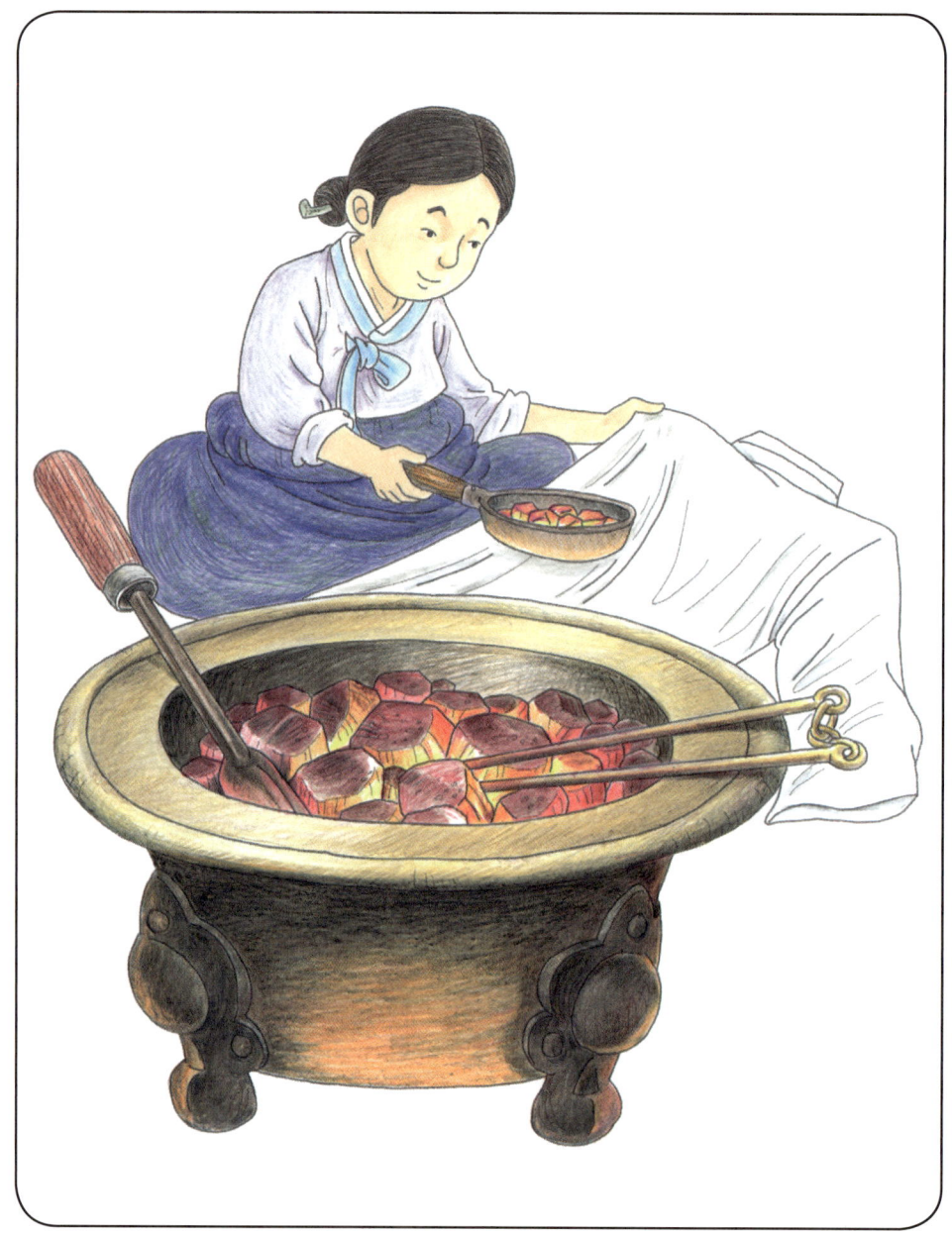

겨울이면 아랫목에 숯불 담은 무쇠 솥을 들여놨어요.
화롯가에 앉아 언 몸을 녹이면 자꾸만 스르르 눈이 감겼답니다.
어머니는 화로에 달궈 둔 인두로
바깥일 가시는 아버지 옷을 반반하게 펴셨지요.

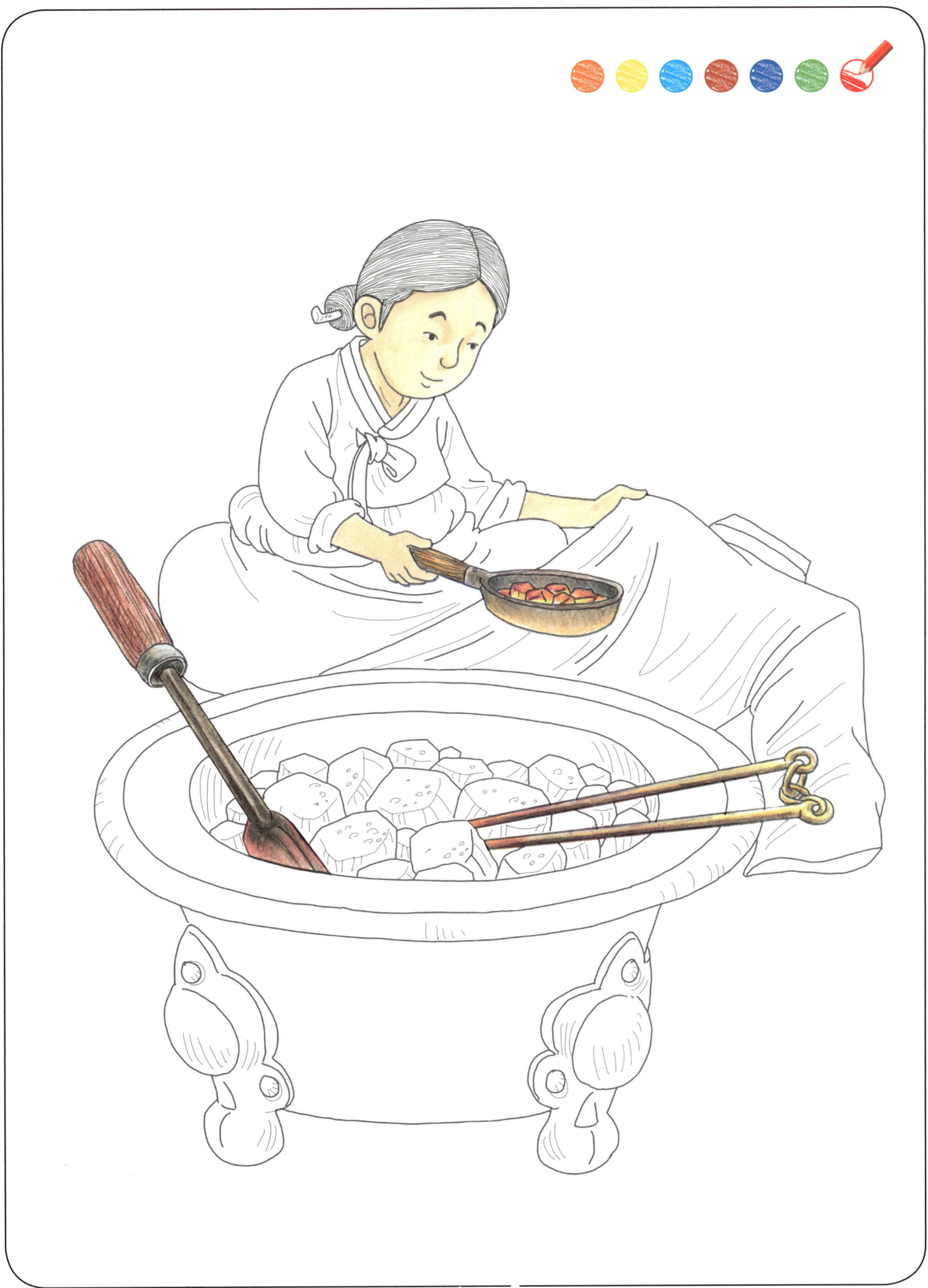

천하대장군 지하여장군

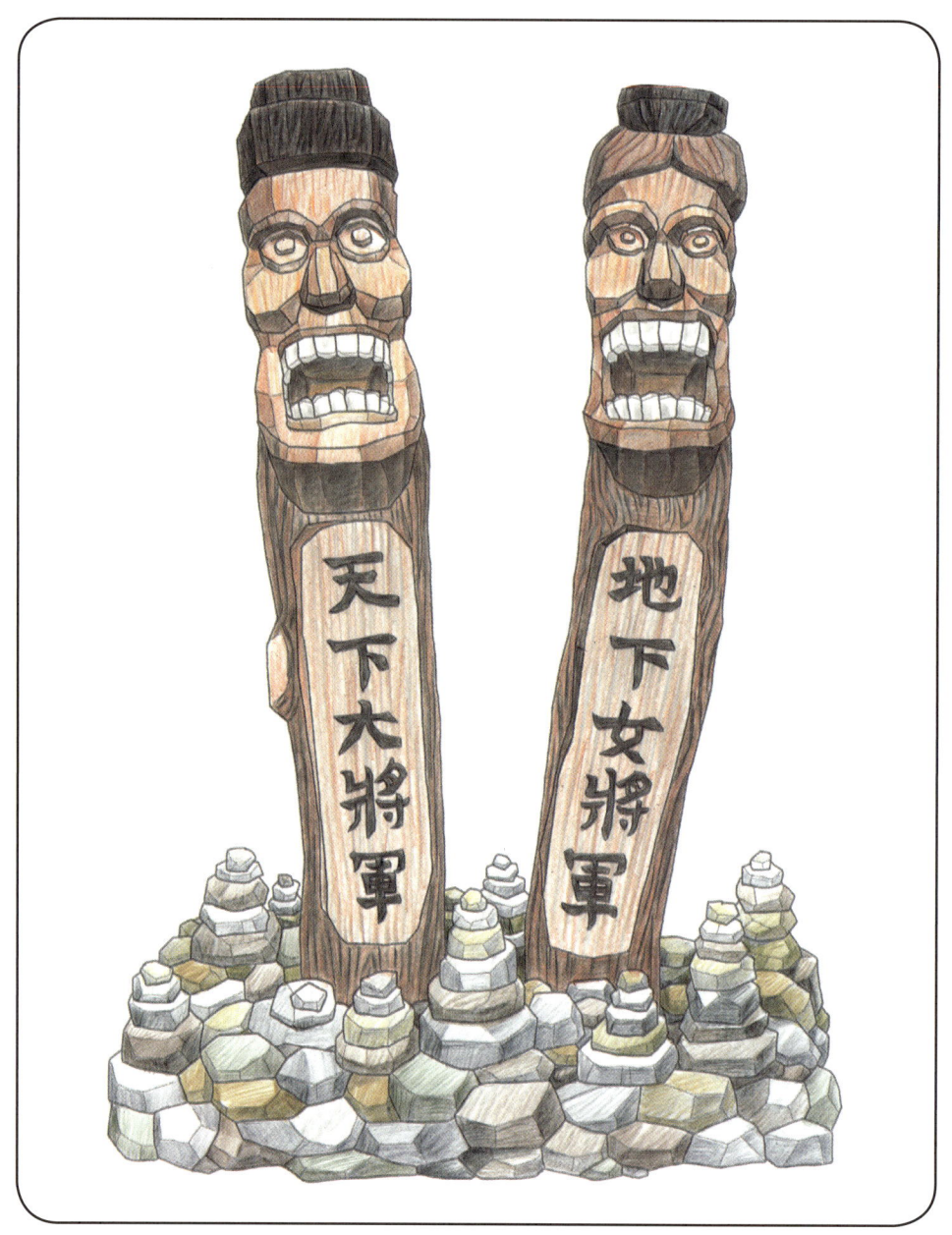

동네 어귀에 선 장승은 마을의 수호신이에요.
두 눈 부릅뜨고 나란히 서서 잡신과 병마를 쫓아내지요.
멀리 일 떠나시는 우리 아버지, 군대 가는 우리 오빠,
학교 다니는 내 동생도 지켜 주었어요.

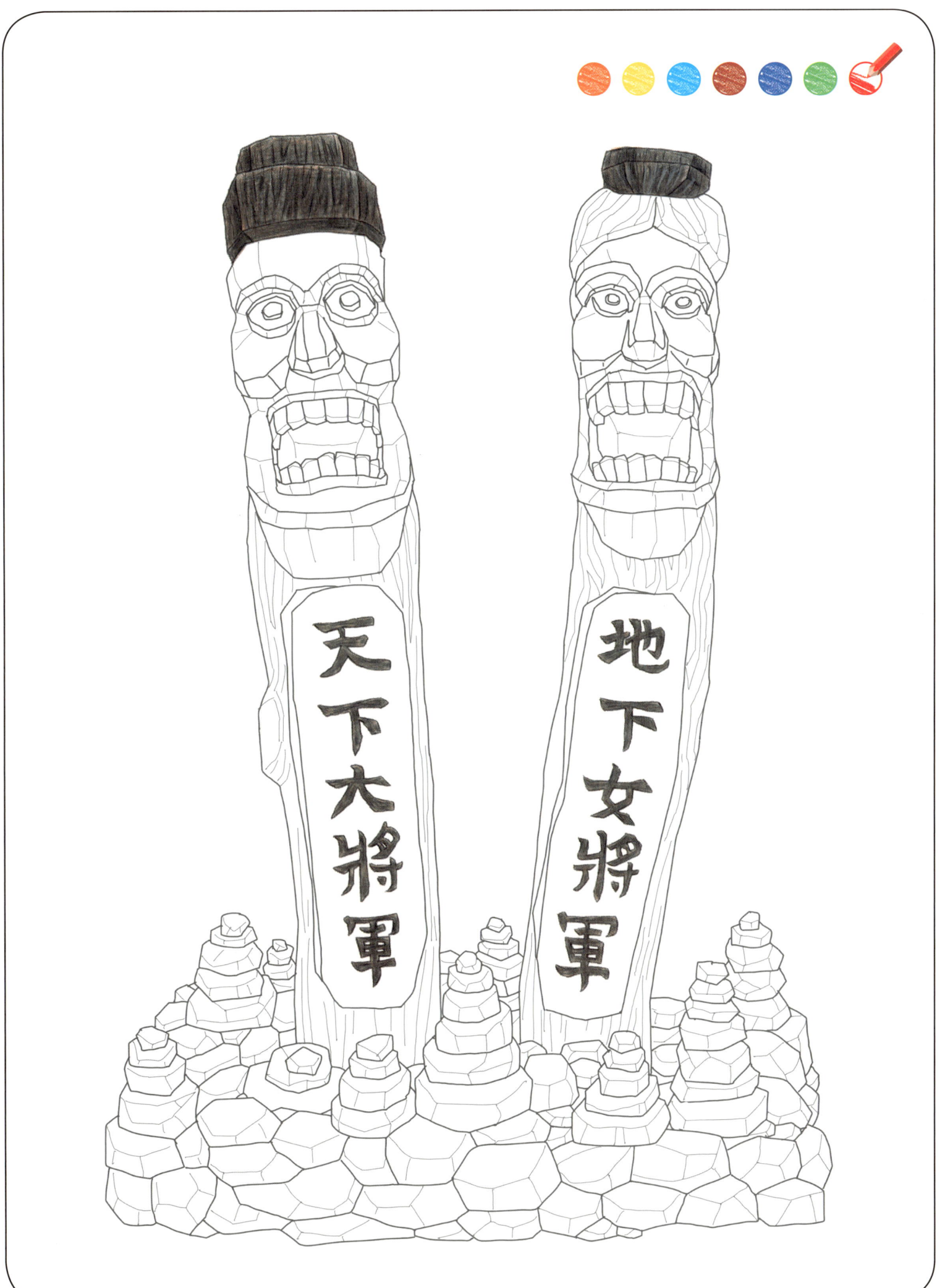

연

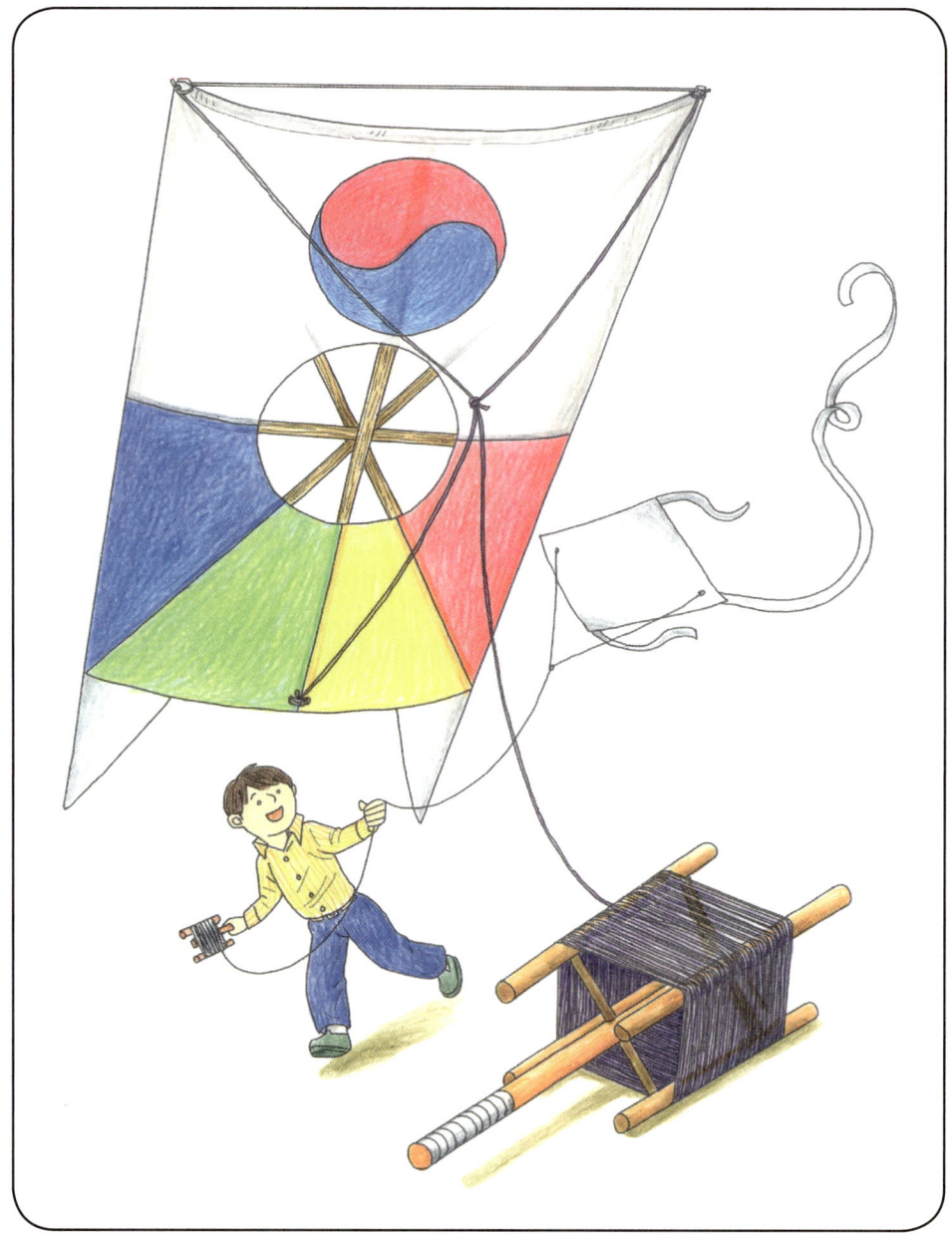

바람 부는 가을날이면 언덕에 올라 연을 날렸어요.
구멍 뚫린 방패연, 꼬리 달린 가오리연!
얼레의 줄을 술술 풀어 주면 휙휙, 하늘 멀리 잘도 도망갔지요.
줄에 묶여 다시 끌려올 줄도 모르고….

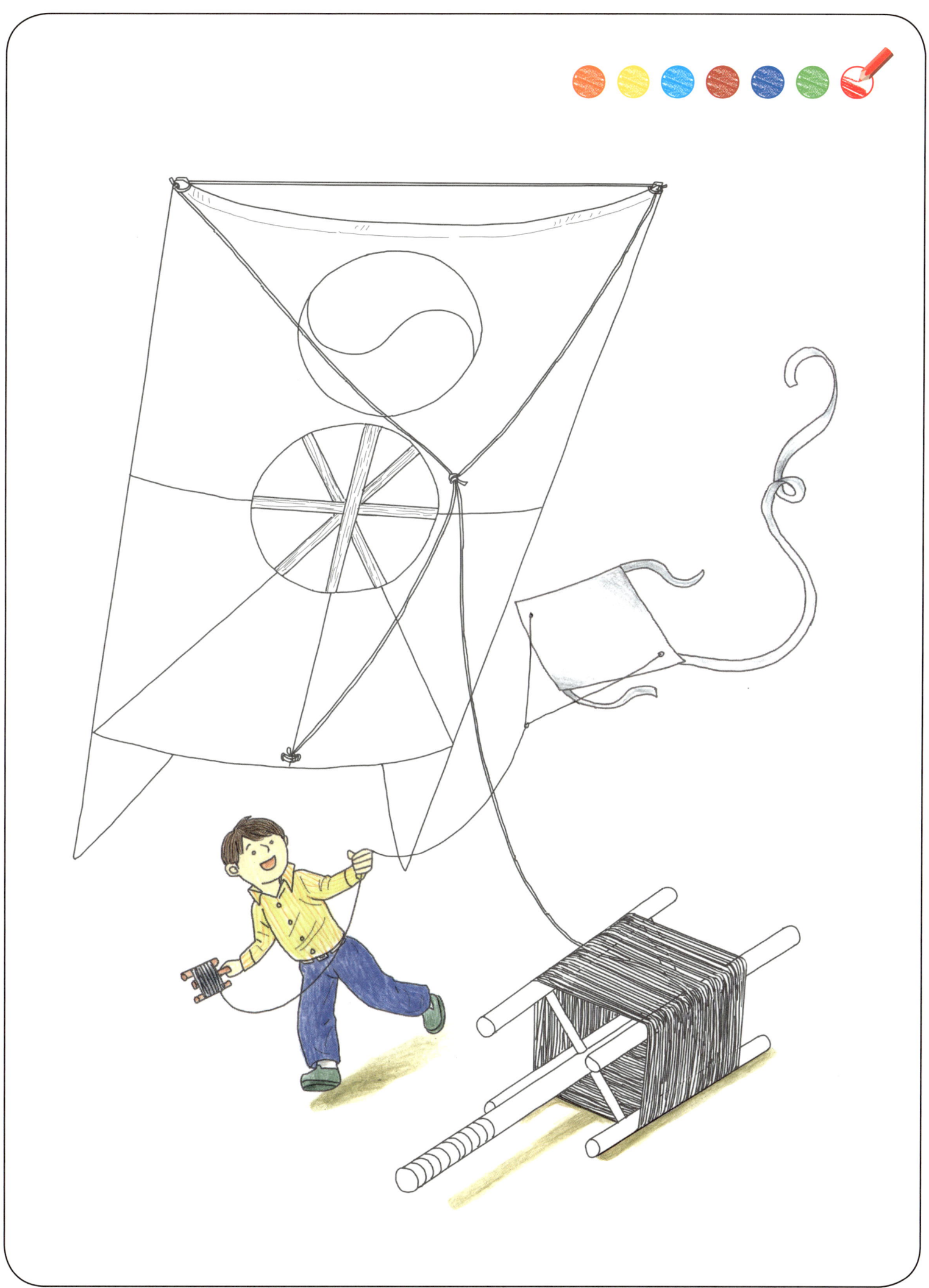

다듬이 방망이

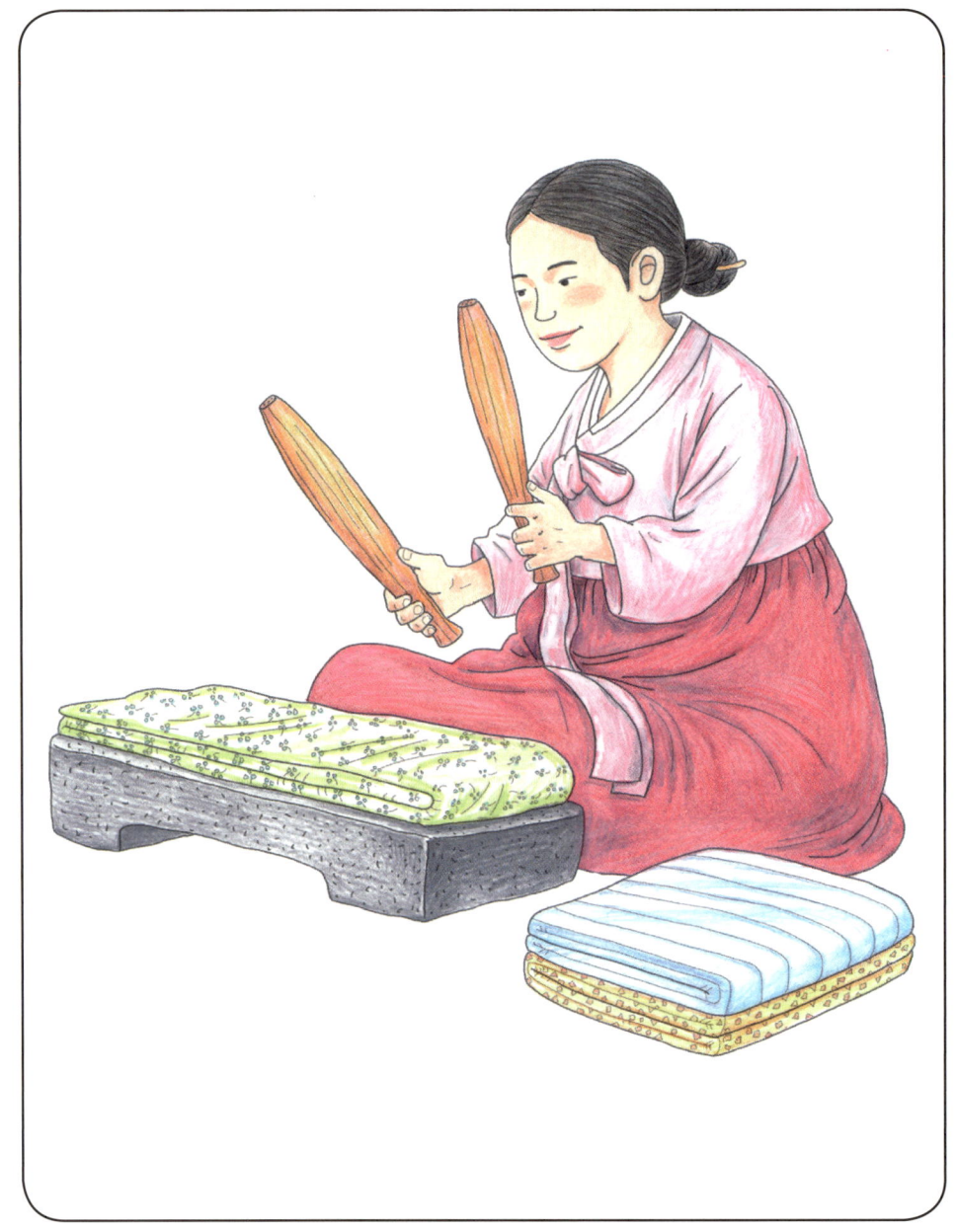

투닥투닥, 밤공기 사이로 낭랑하게 울려 퍼지던 다듬이 소리!
풀 먹인 이불 홑청을 다듬잇돌에 올려놓고 두들기면,
뻣뻣했던 홑청은 고운 광택을 내며 반드러워졌어요.
불뚝했던 내 마음도 나긋해졌지요.

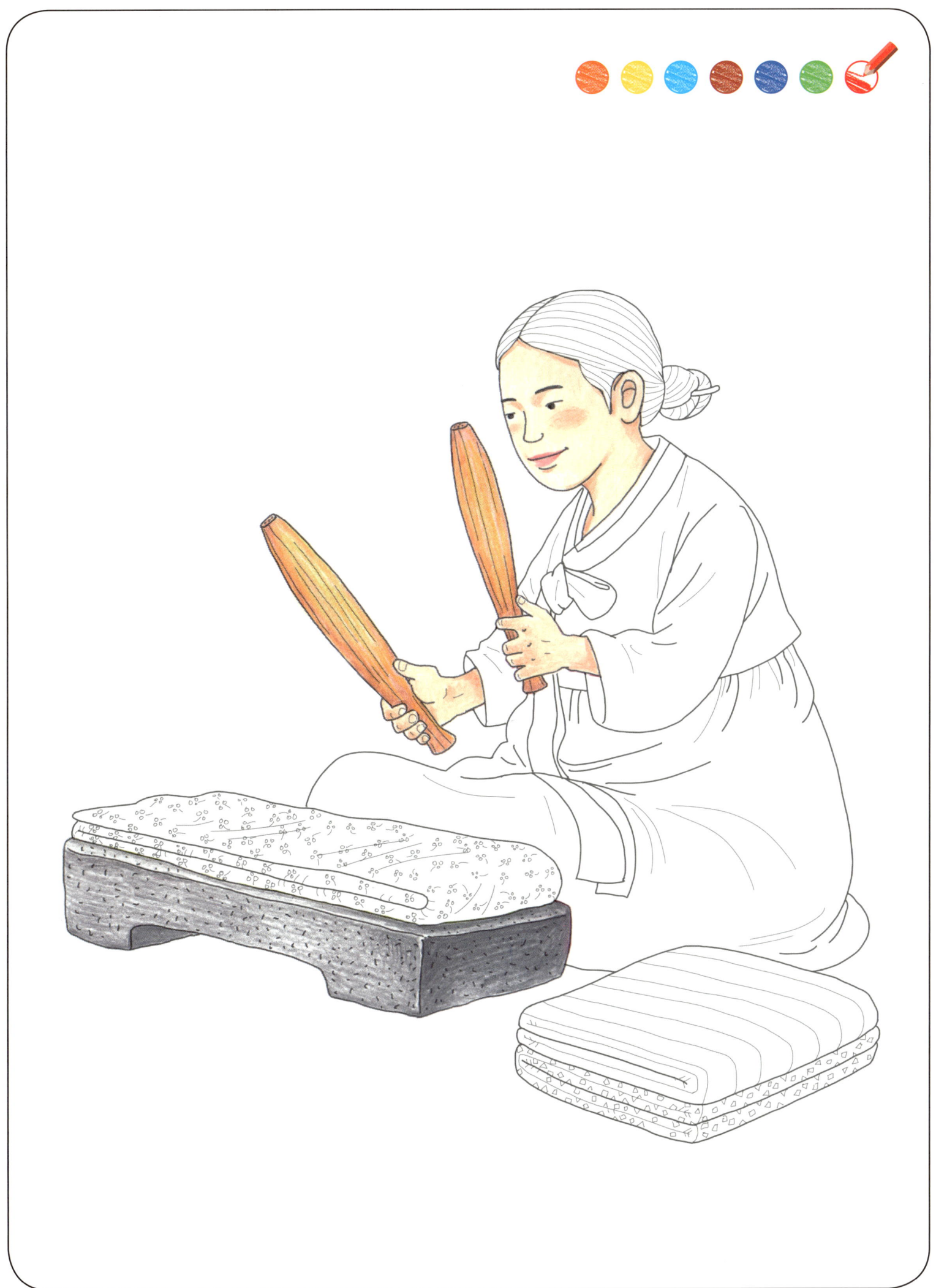

소달구지

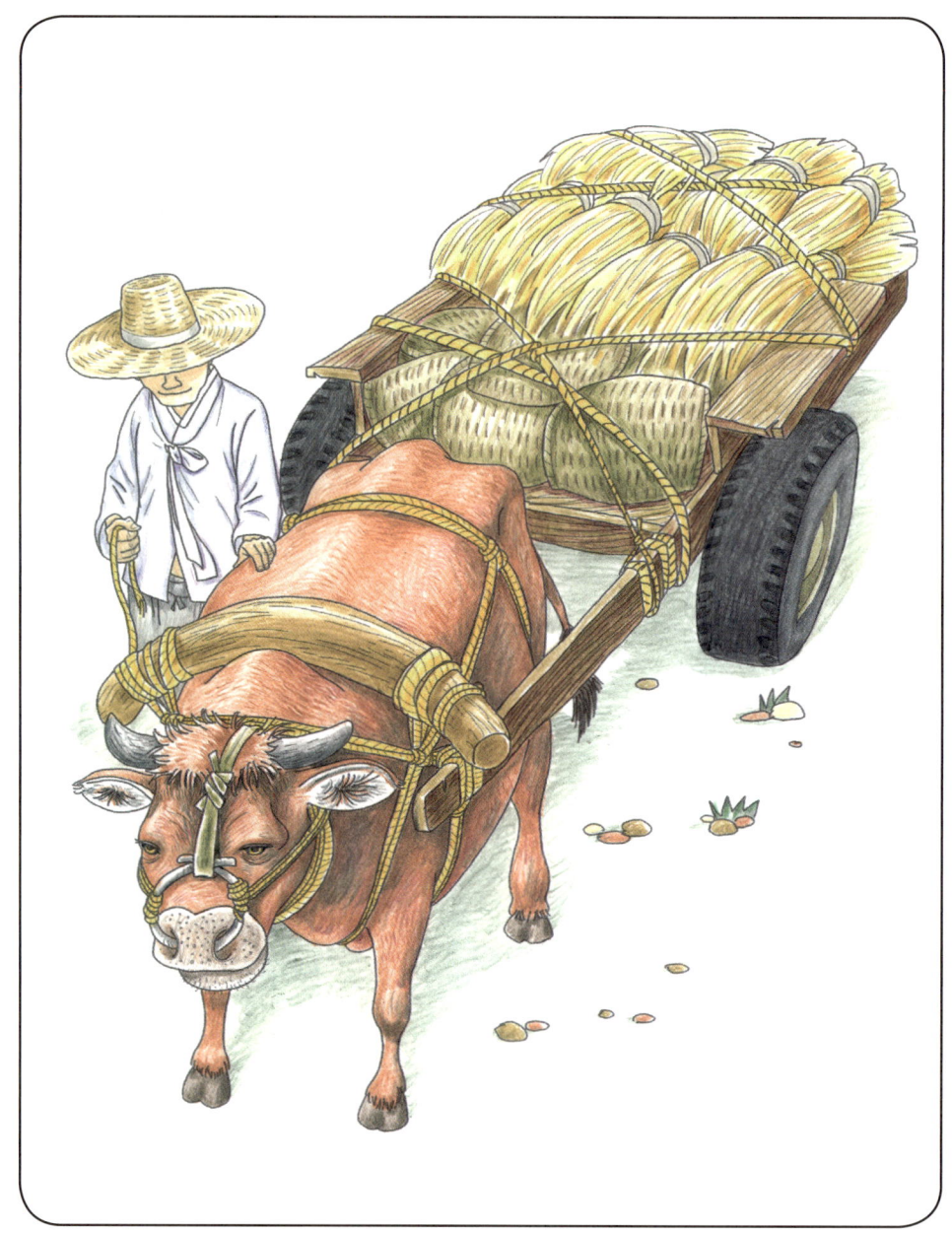

느릿느릿 누렁소가 끄는 소달구지.
짐을 실어 나르기도 하고 사람을 태우기도 하는데,
볏섬을 가득 싣고 멀리 장터로 가시는 아버지는 언제나
누렁소 옆을 함께 걸으셨지요.

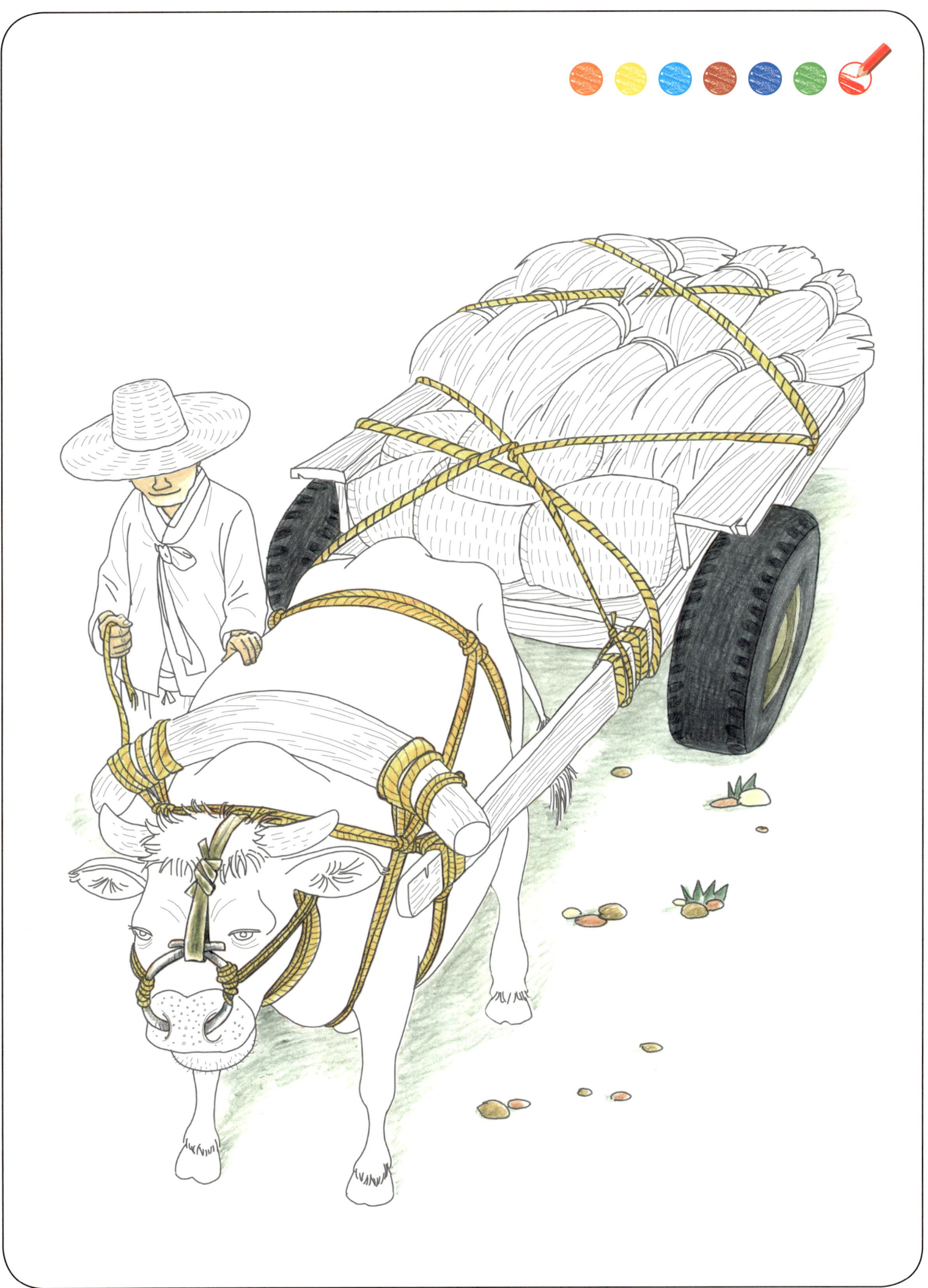

소주

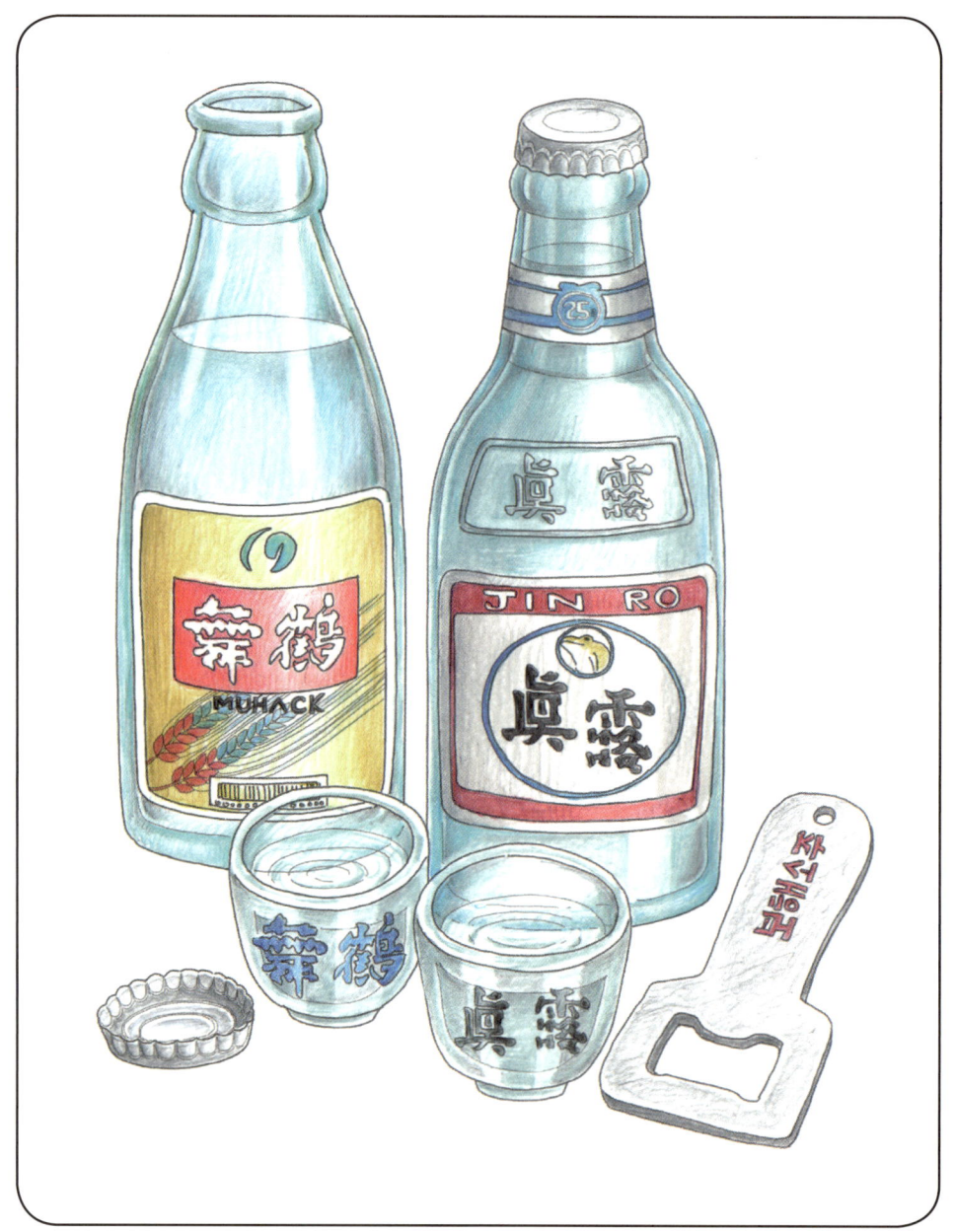

고된 하루 일을 마치고 다같이 모여 앉아 기울이는 소주 한 잔.
"크아~ 술이 달다!"
하루의 시름을 털어 내는 소리, 내일은 오늘보다
더 좋을 거라는 희망의 소리!

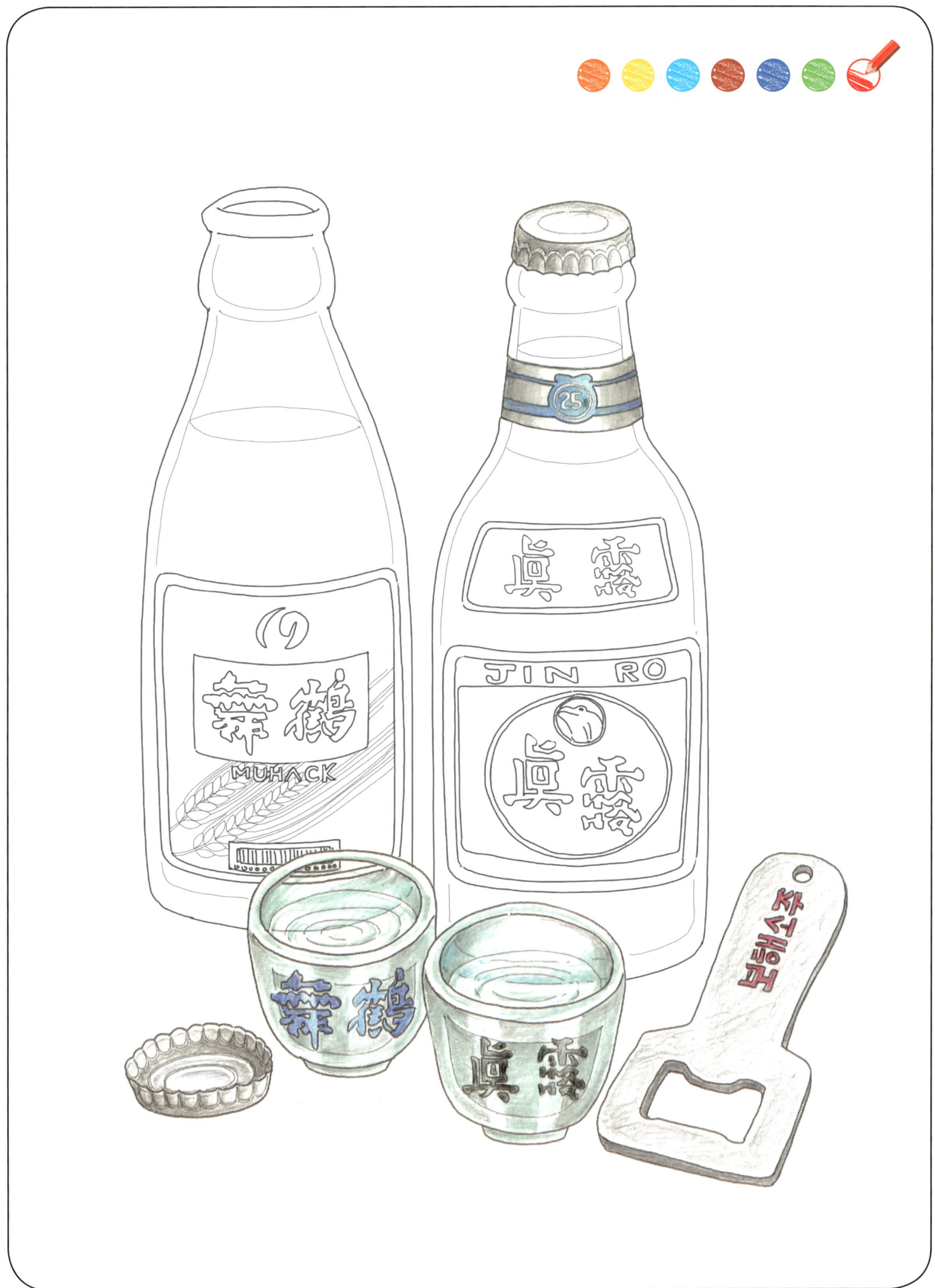

팔각 성냥갑

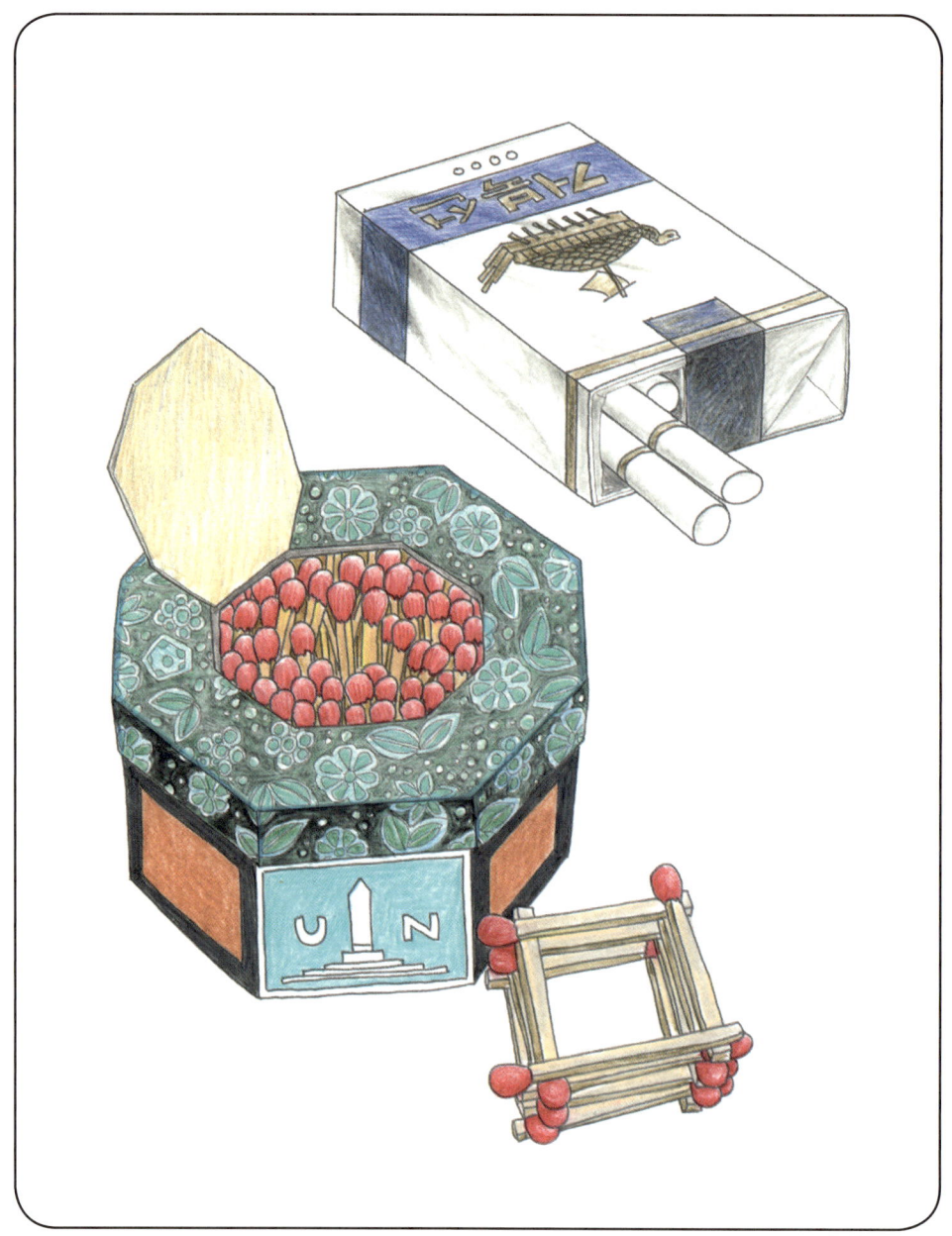

팔각 모양에 가운데가 둥글게 뚫린 성냥통,
작은 나뭇개비 끝에 붉은 유황을 바른 성냥이 가득했지요.
다정했던 그 사람이 끝내 오지 않은 날, 성냥은
한 개비 한 개비 만리장성을 쌓았습니다.

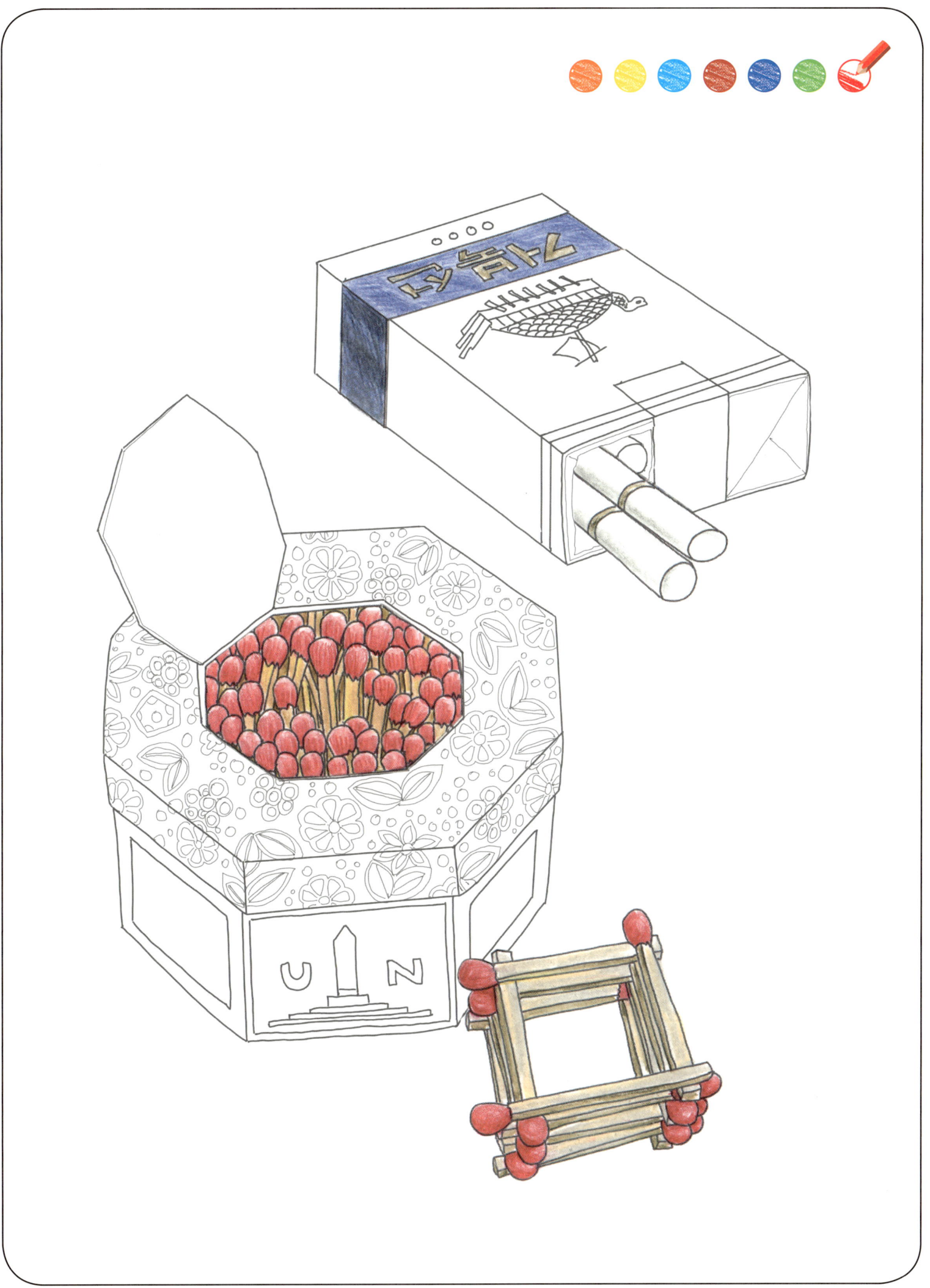

다이얼 전화기

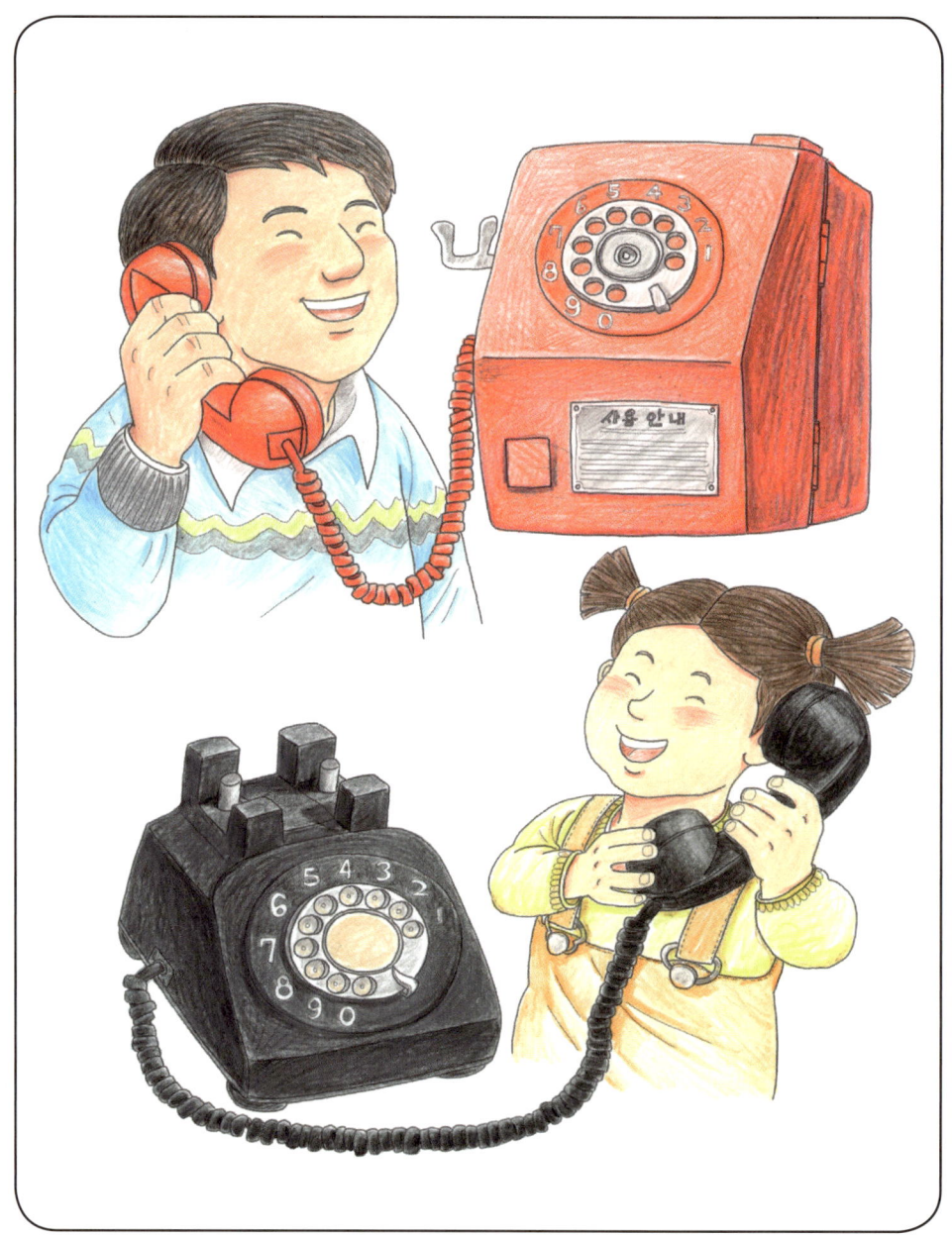

0, 1, 2, 3… 숫자마다 동그란 구멍이 뚫린 다이얼 전화기.
숫자 구멍에 손가락을 넣고 빙 돌렸다가 놓으면 빙그르르~
제자리로 돌아와요. 멀리 떠나온 고향집에 전화할 때마다
돌아가고픈 그리운 내 어린 시절….

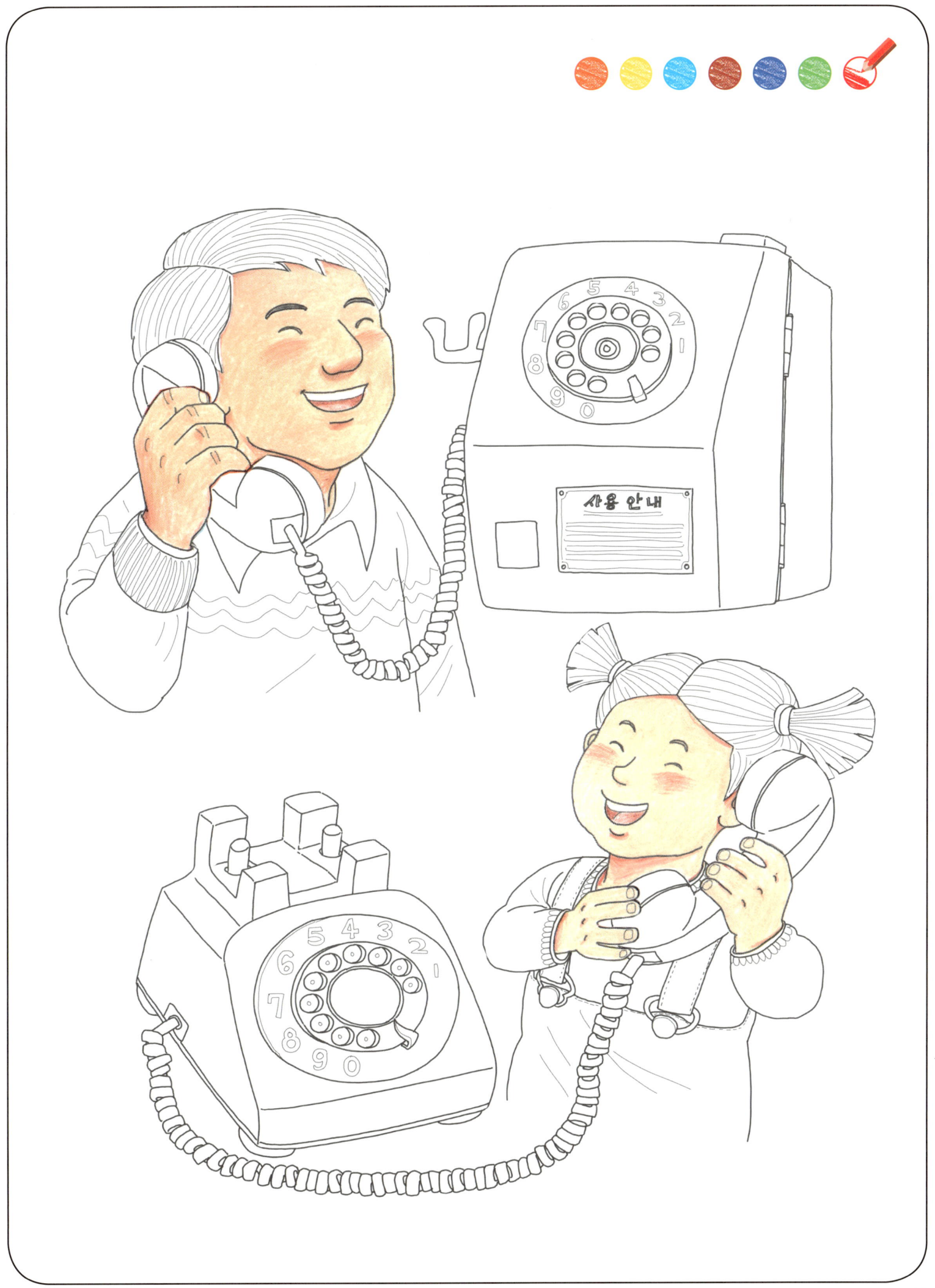

텔레비전

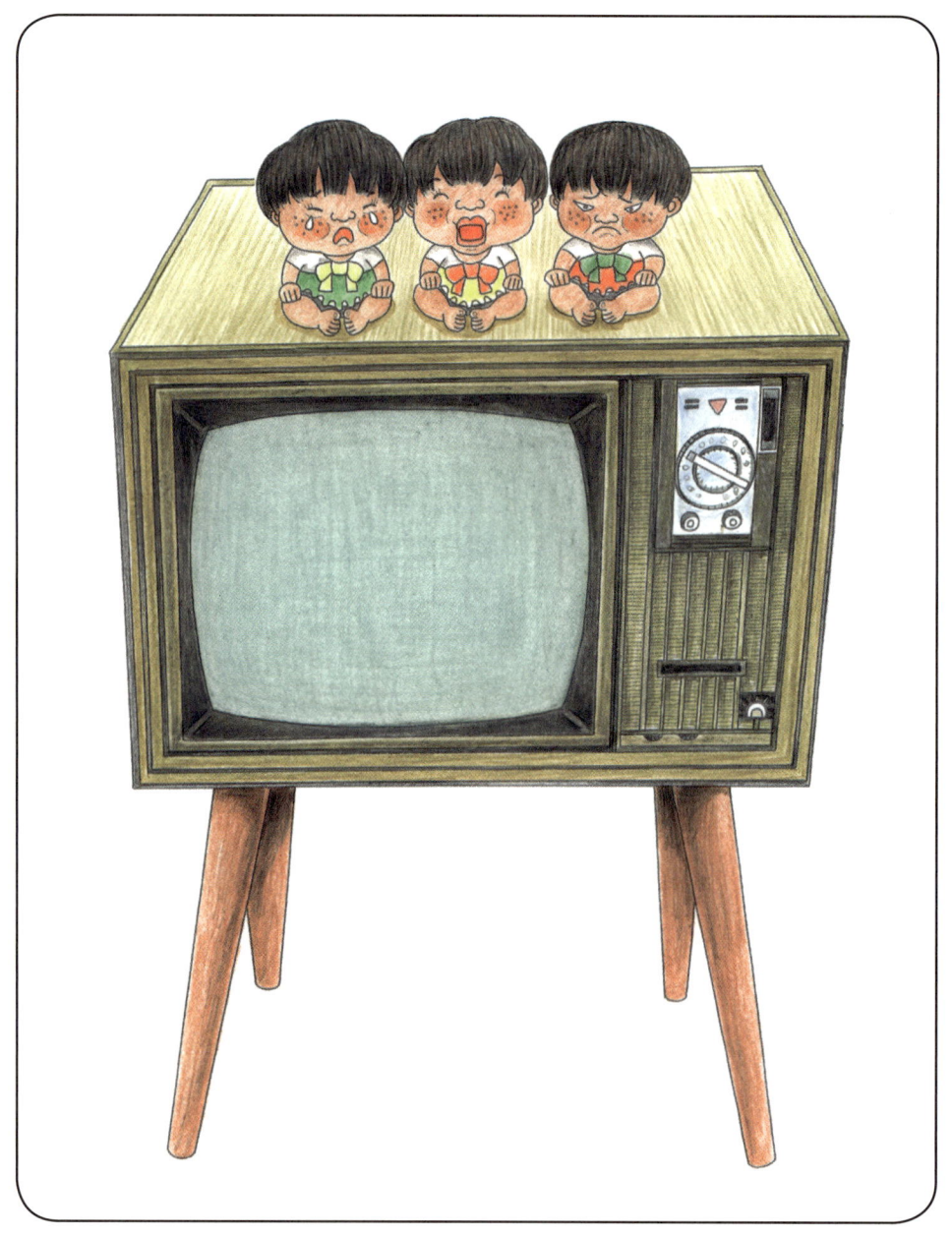

저녁만 되면 친구들과 우르르
흑백 텔레비전이 있는 집으로 연속극을 보러 갔지요.
지금은 텔레비전 연속극보다 돌아오는 길에 재잘댔던
친구의 속얘기가 더 그립습니다.

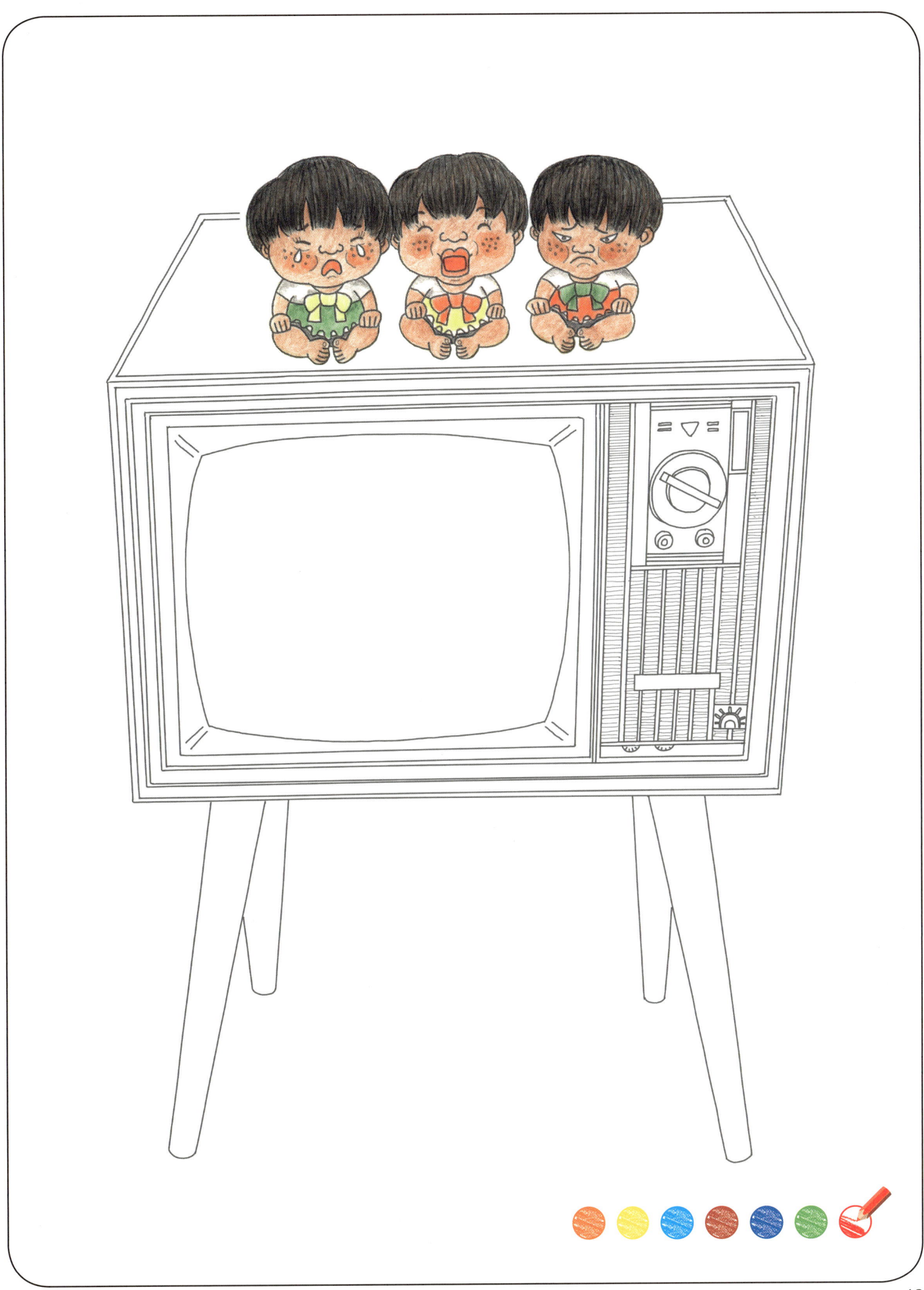

라디오

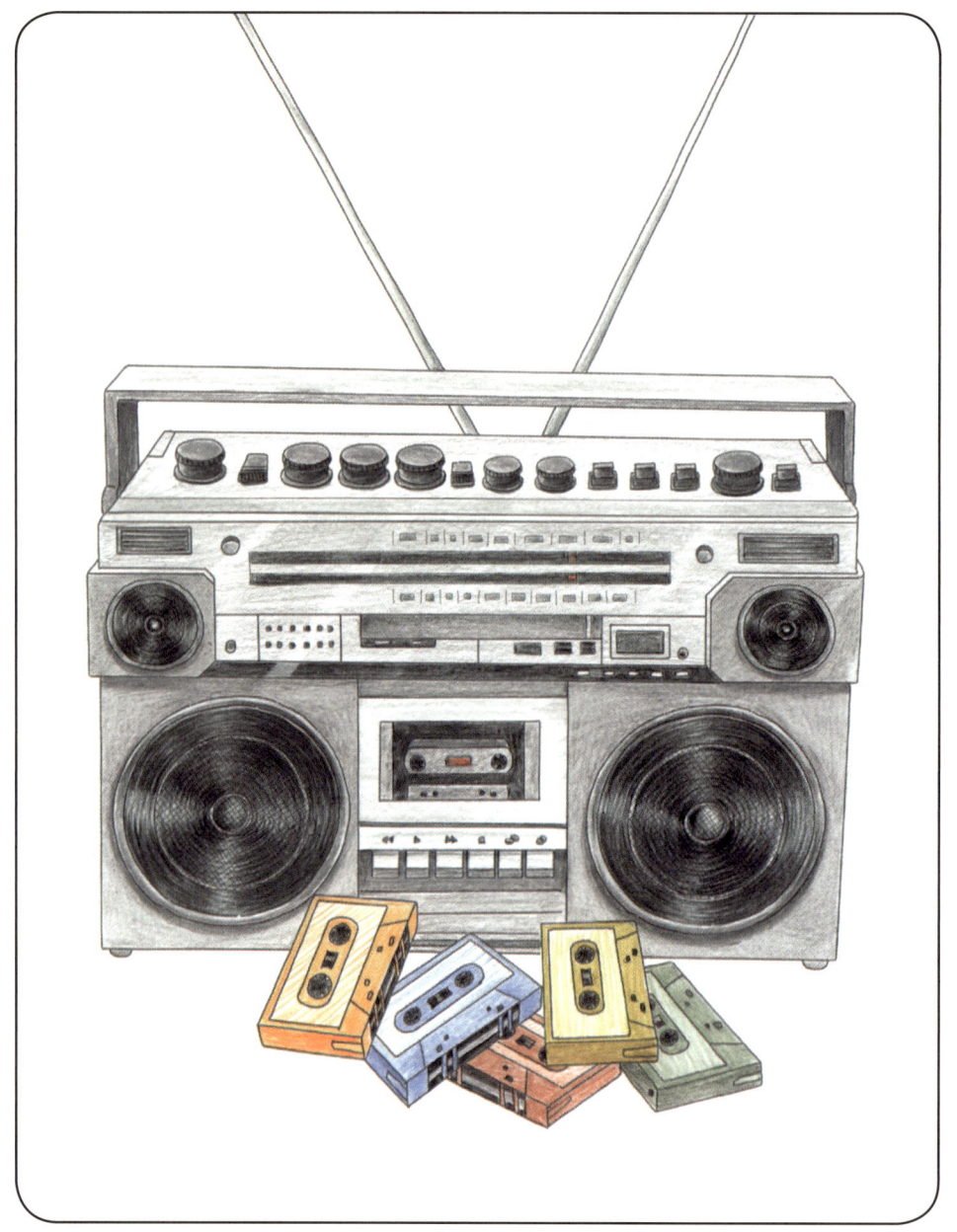

텔레비전이 등장하기 전에는 라디오를 켜야
연속극, 노래, 뉴스, 스포츠… 세상을 만날 수 있었어요.
라디오에서 나오는 노래를 녹음해 듣던 그 시절,
내가 듣던 노래는 툭하면 한 박자를 놓치고는 했지요.

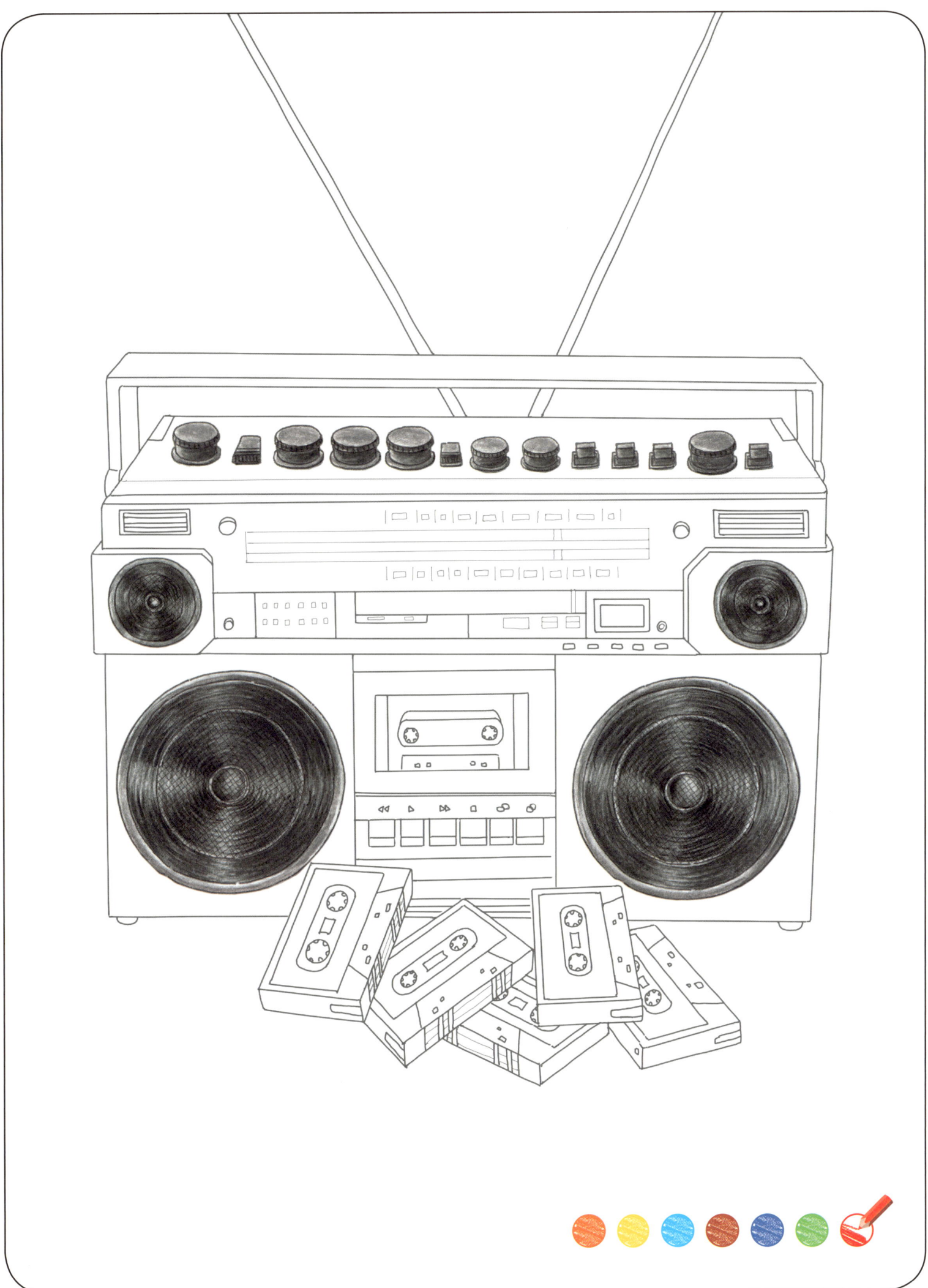

보온밥통

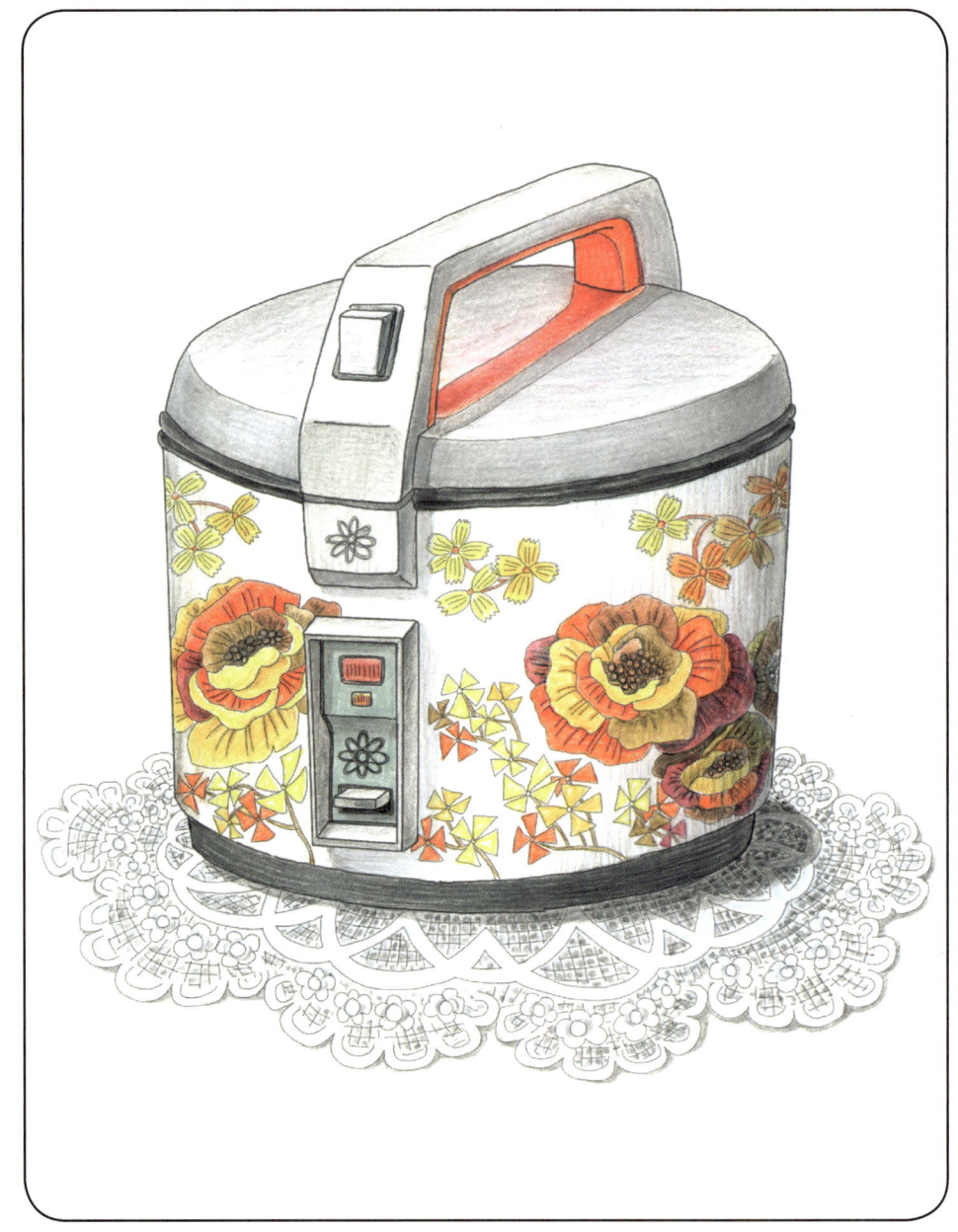

"장에 다녀올 테니, 밥 다 되면 밥통에 퍼 놔라!"
갓 지은 밥은 얼른 퍼서 보온밥통에 옮겨 두고
오래도록 따뜻하게 먹었어요. 꽃무늬가 화려한 보온밥통은
코바늘로 뜬 새하얀 레이스 위에 올려 두었지요.

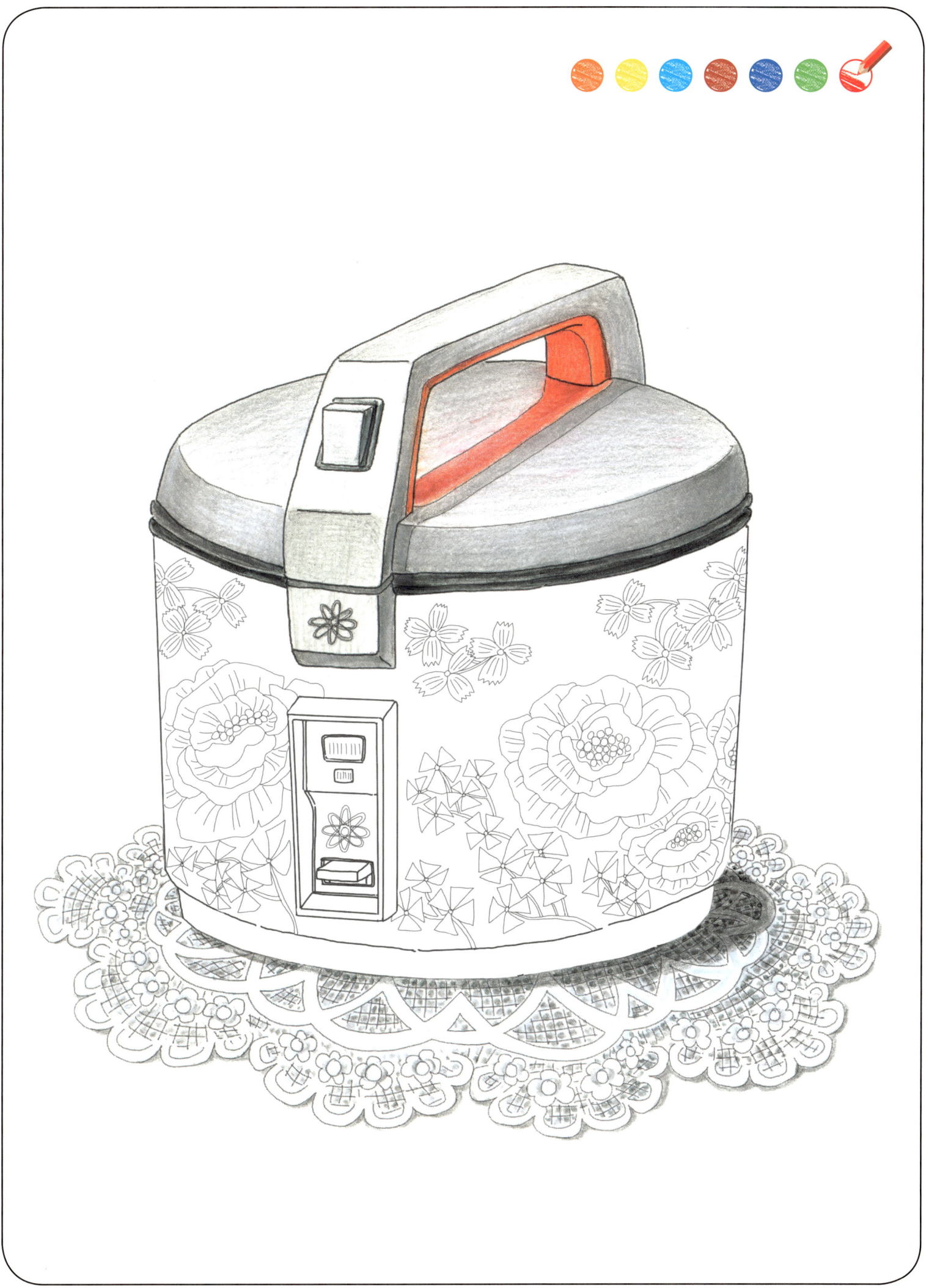

석유곤로

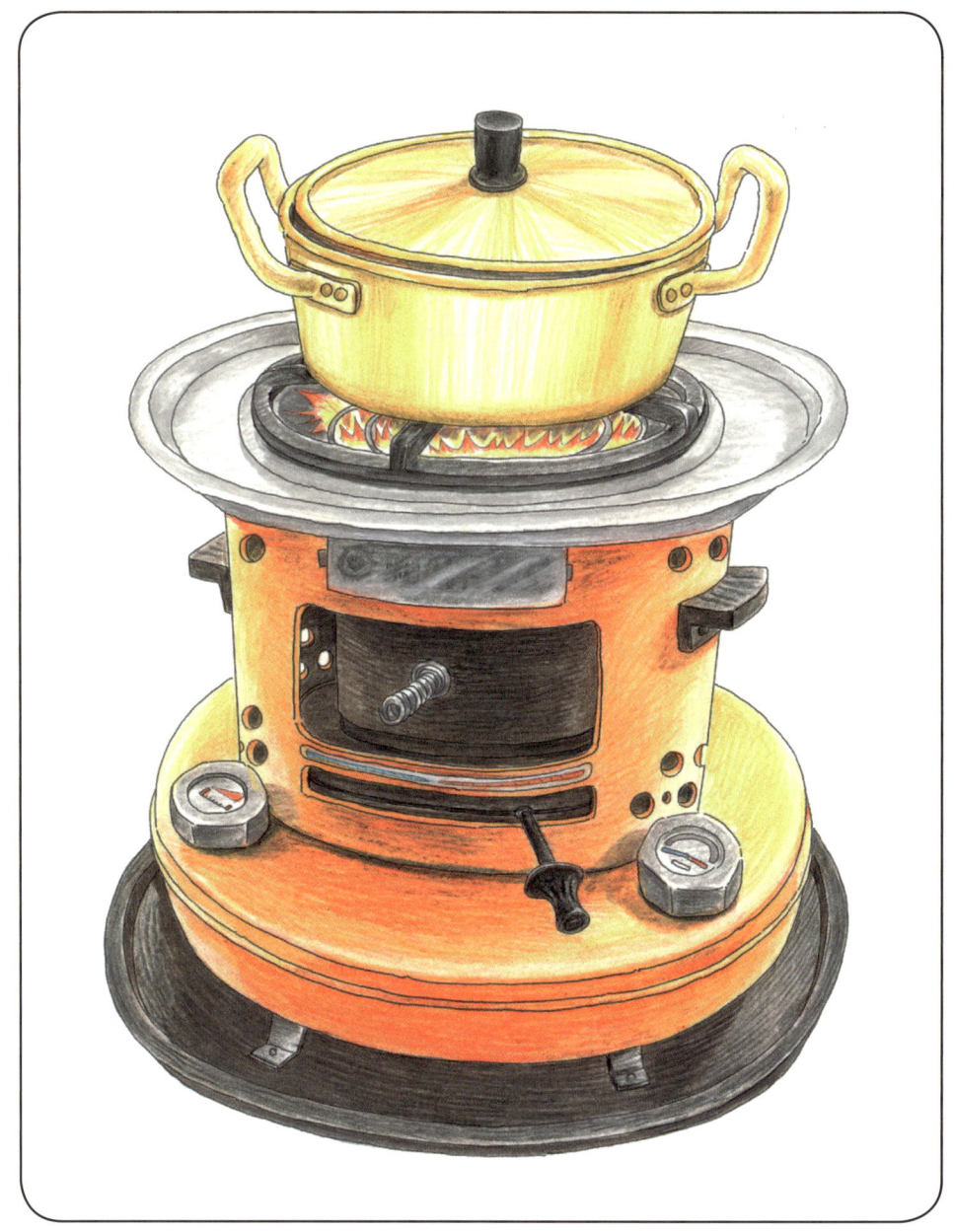

석유를 넣고 불을 지펴서 보글보글 찌개를 끓이던 곤로.
우리말로는 풍로였지만, 사람들은 너나없이 곤로라고 불렀어요.
곤로 덕에 요리할 때 아궁이에 불을 지피거나
연탄을 피우지 않아도 되었지요.

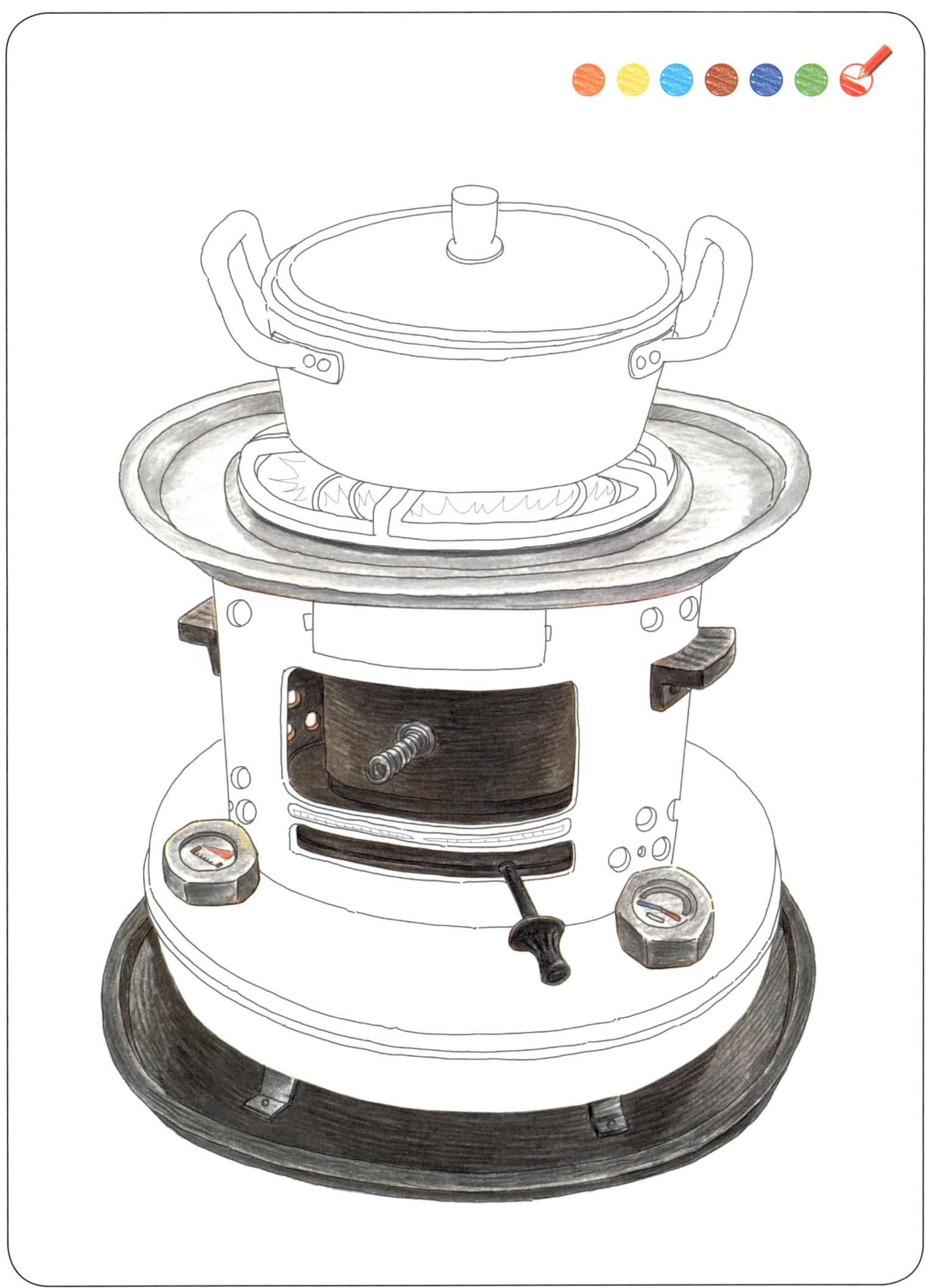

마법의 보온병

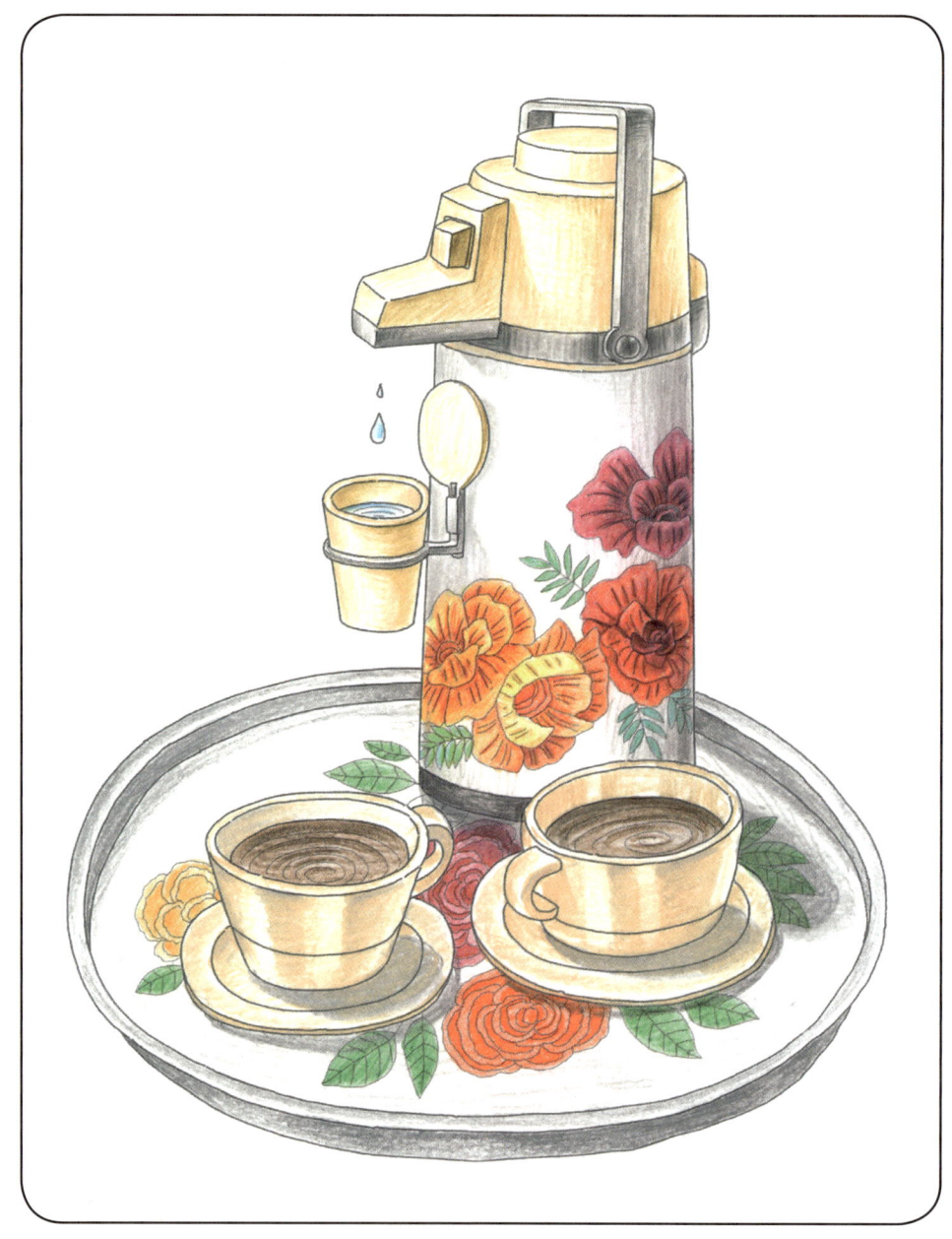

볼록한 머리를 꾹 누르면 뜨거운 물이 나오는 마호병!
한참이 지나도 물이 식지 않는 '마법의 주전자'라고
일본에서 그렇게 불렀대요. 뜨끈한 커피가 반가운 계절이면
커피 잔 옆에는 늘 마호병이 있었어요.

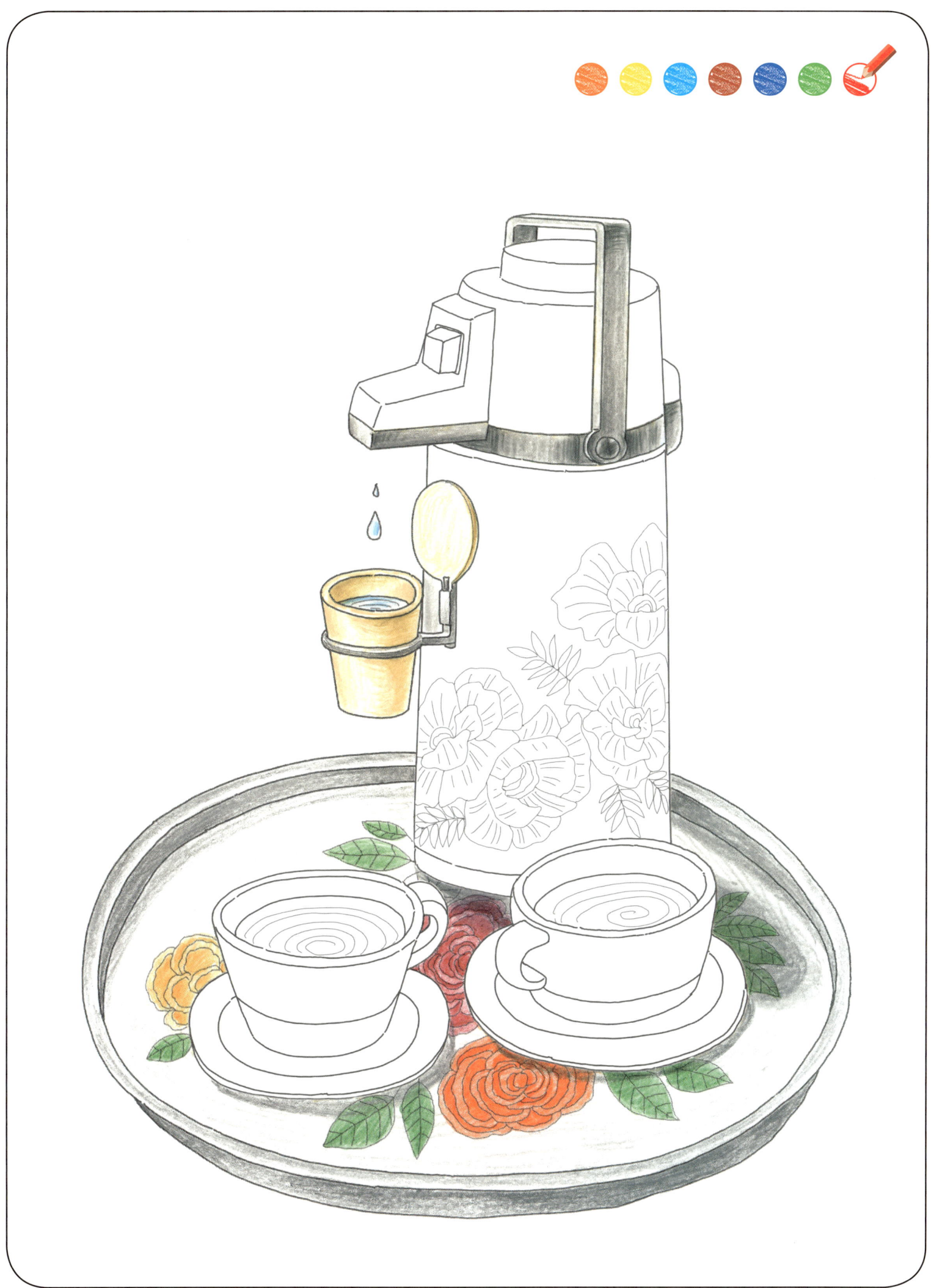

책가방

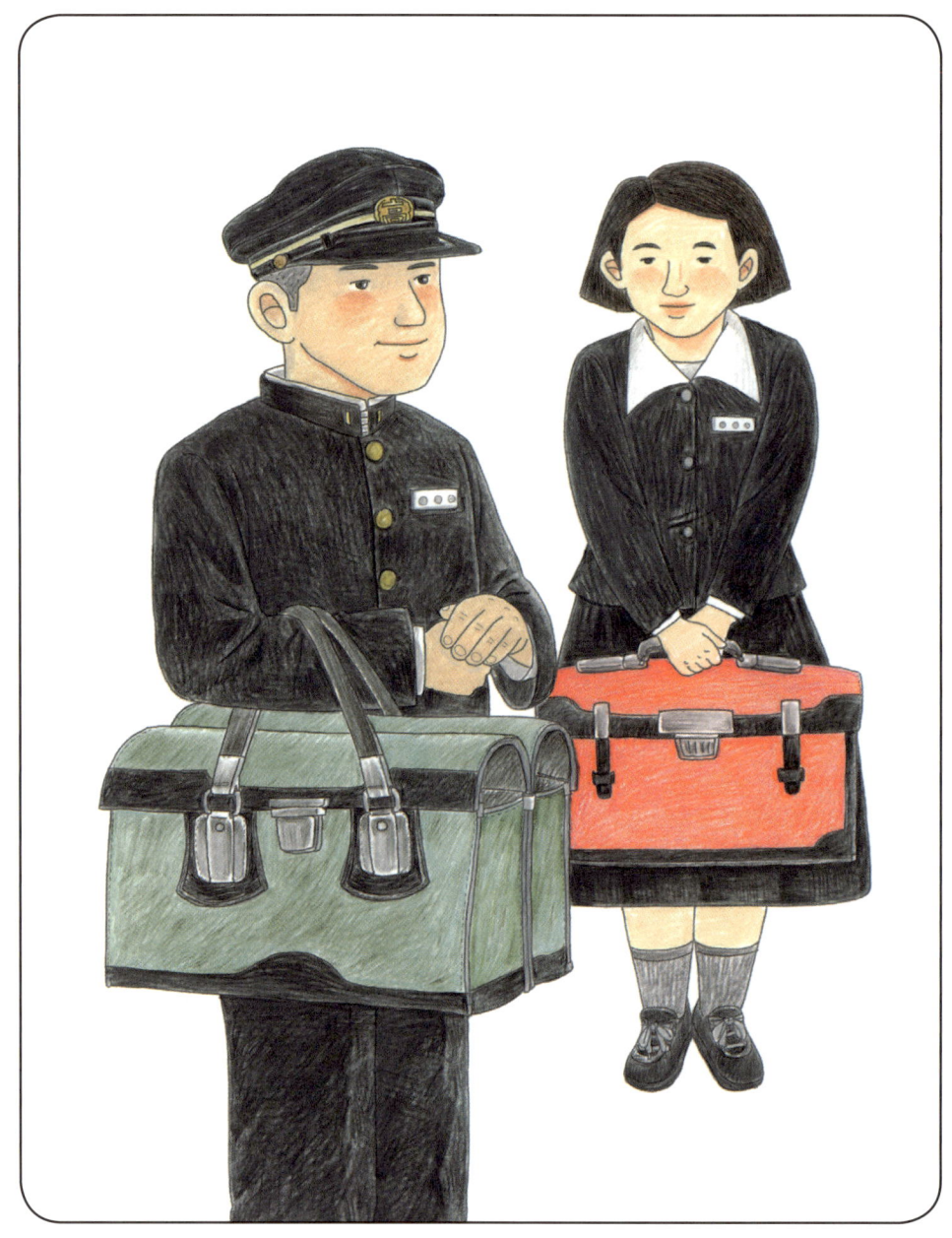

1980년대 초반까지, 중·고등학생들은 똑같은 교복을 입고 똑같은 가방을 들었어요. 단발머리 곱게 빗은 여학생들은 네모반듯한 가방을 손에 들었고, 까까머리 남학생들은 모자를 눌러 쓰고 팔에 가방을 대충 걸고 다녔지요.

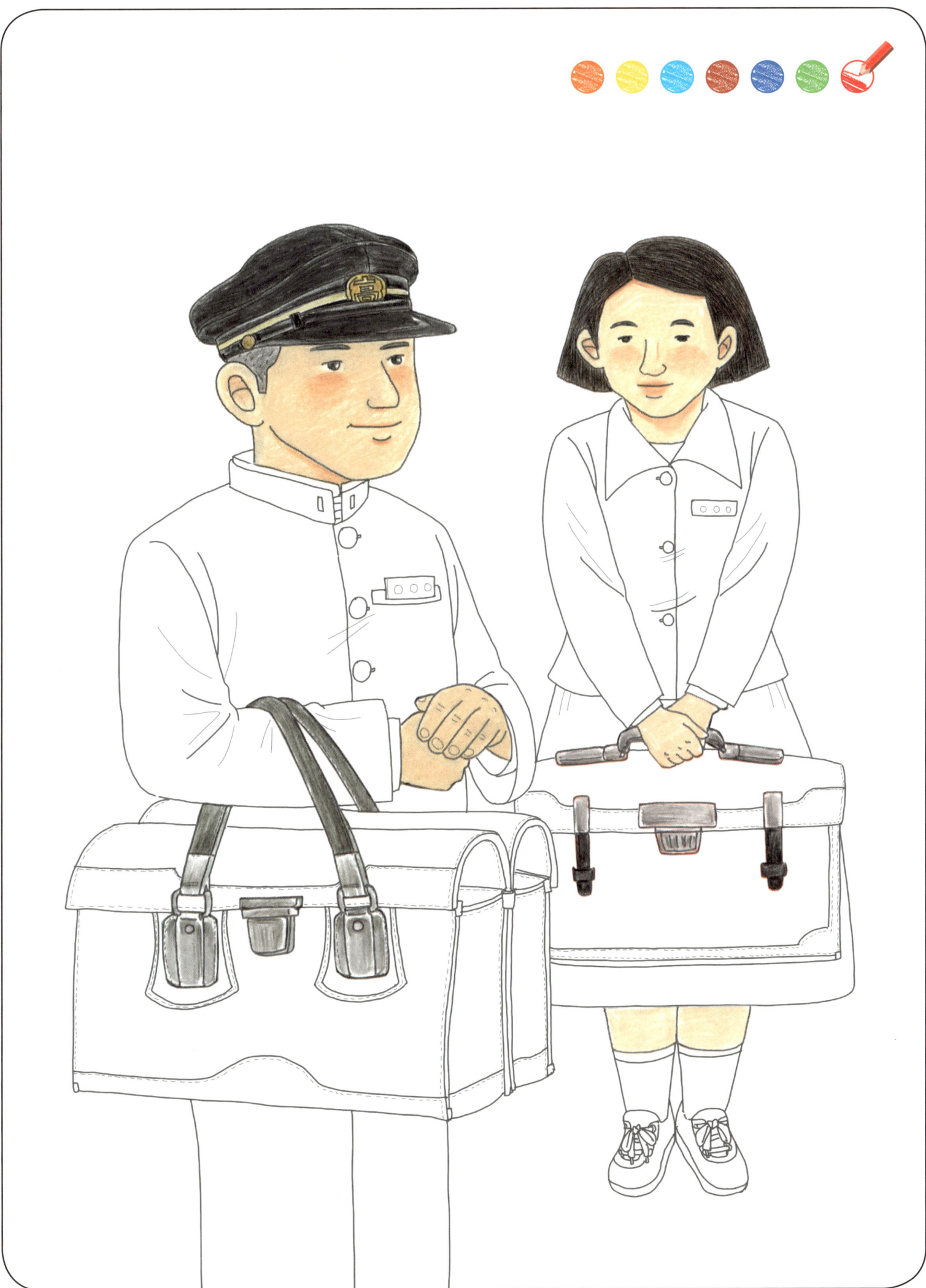

난로 위 도시락

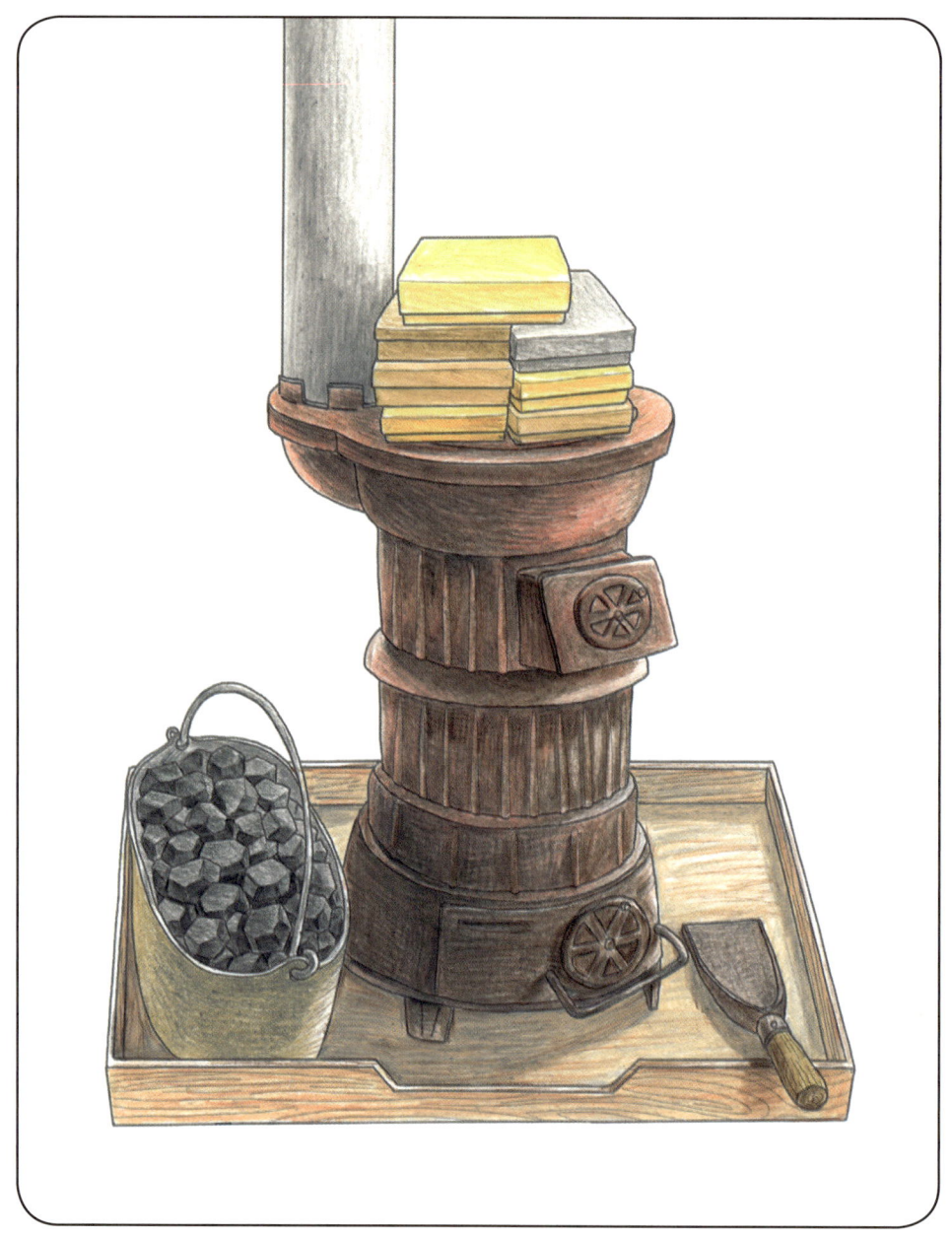

학교 운동장에 흰 눈이 소복소복 쌓일 때,
교실 안 둥그런 난로 위에는 양은 도시락이 층층이 쌓였지요.
"맨 아래 칸 도시락 밥 탄다. 순서 바꿔라!"
정겨운 선생님의 외침!

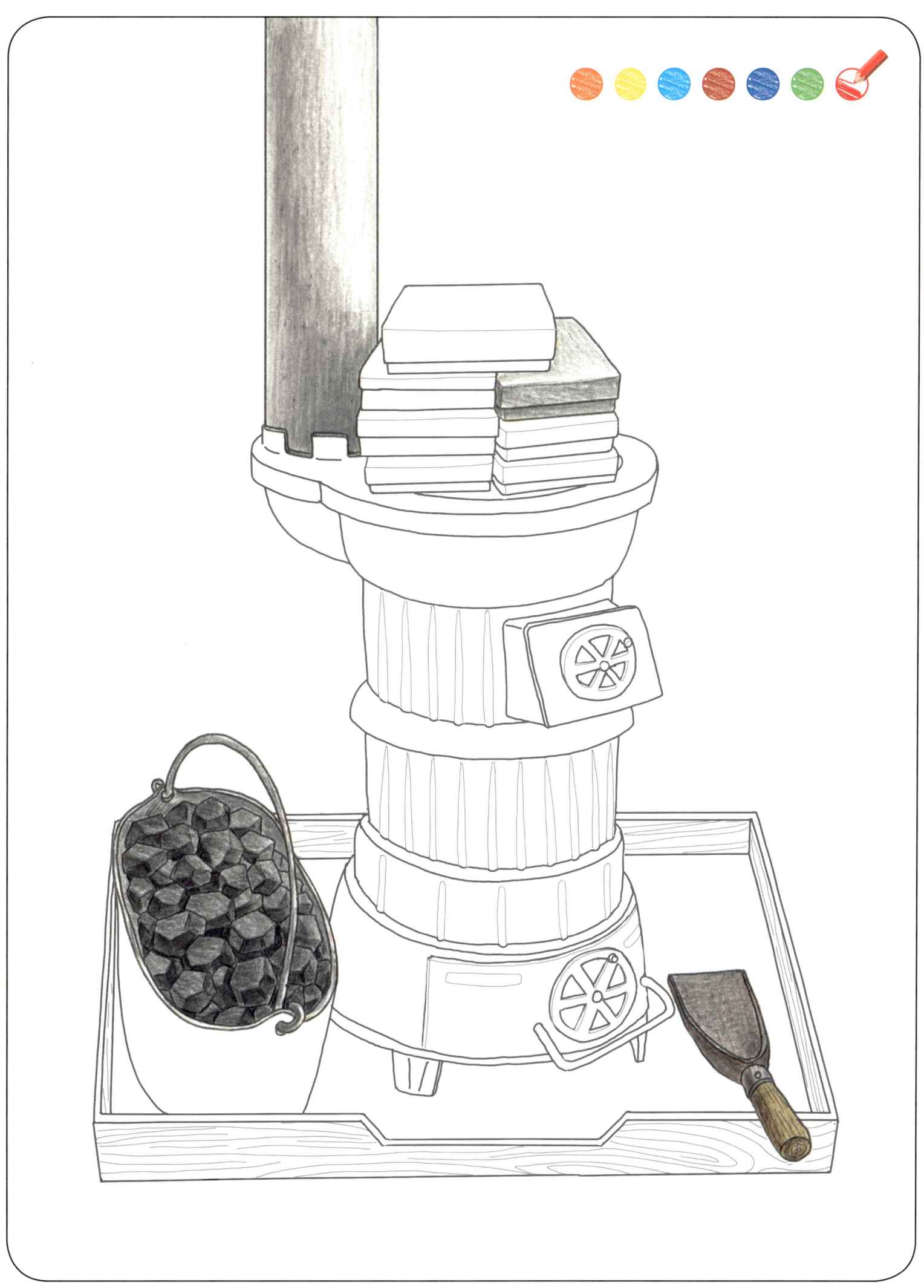

추천 강희택 교수

연세대학교 의과대학을 졸업하였다.
강남 세브란스병원에서 전공의와 임상 조교수, 충북대학교 의과대학 부교수,
미국 네바다주립대학교 방문교수 등을 거쳐 지금은 연세대학교 의과대학에서
부교수로 일하고 있다. 대한가정의학회에서 활동하고 있으며,
대한임상노인의학회 교육이사를 지냈다. 강남 세브란스병원 최우수 강사상을 비롯,
대한가정의학회 우수 논문상, 과학기술인연합회 우수 연구상,
한국호스피스완화의학회 우수 연구지원상 등을 수상했다.

2025년 05월 30일 1판 3쇄 **펴냄**
2024년 05월 20일 1판 1쇄 **펴냄**

펴낸곳 (주)효리원
펴낸이 윤종근
구성 시니어인지능력개발원 · **그림** 김세진 · **추천** 강희택
등록 1990년 12월 20일 · **번호** 2-1108
우편 번호 03147
주소 서울시 종로구 삼일대로 457, 406호
전화 02)3675-5222 · **팩스** 02)765-5222

ⓒ 2024, (주)효리원

잘못 만들어진 책은 구입하신 서점에서 바꾸어 드립니다.
ISBN 978-89-281-0784-1 14650

이메일 hyoreewon@hyoreewon.com
홈페이지 www.hyoreewon.com